BestMedDiss

Weitere Informationen zu dieser Reihe finden Sie unter
http://www.springer.com/series/13847

Mit „BestMedDiss“ zeichnet Springer die besten Dissertationen im Fachbereich Medizin aus, die an renommierten Universitäten Deutschlands, Österreichs und der Schweiz entstanden sind. Die mit Bestnote ausgezeichneten Arbeiten wurden durch Gutachter zur Veröffentlichung empfohlen und behandeln aktuelle Themen aus der Medizin. Die Reihe wendet sich an Praktiker und Wissenschaftler gleichermaßen und soll insbesondere auch Nachwuchswissenschaftlern Orientierung geben.

Irén Lehner-Adam

Emotionale Intelligenz und soziales Funktionsniveau bei bipolaren Störungen

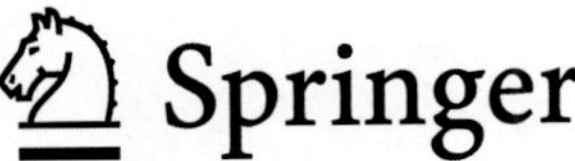

Irén Lehner-Adam
Salzburg, Österreich

Dissertation, Paracelsus Medizinische Privatuniversität Salzburg, Österreich, 2014

BestMedDiss
ISBN 978-3-658-12774-9 ISBN 978-3-658-12775-6 (eBook)
DOI 10.1007/978-3-658-12775-6

Die Deutsche Nationalbibliothek verzeichnet diese Publikation in der Deutschen Nationalbibliografie; detaillierte bibliografische Daten sind im Internet über http://dnb.d-nb.de abrufbar.

Springer

Gedruckt auf säurefreiem und chlorfrei gebleichtem Papier

Springer ist Teil von Springer Nature
Die eingetragene Gesellschaft ist Springer Fachmedien Wiesbaden GmbH

Vorwort

Mein erster Dank gilt Herrn Prim. Univ.- Doz. Dr. Christian Geretsegger und Herrn PD. Dr. Max Leibetseder für die gute Betreuung und ihre Ratschläge. Weiters möchte ich mich bei Herrn Prim. Univ.- Doz. Dr. Alex Hofer für die Idee der Studie und Herrn Oberarzt Dr. Moritz Mühlbacher für die gute Kooperation und Rekrutierung der Patienten in der psychiatrischen Ambulanz bedanken.

Weiters danke ich allen Patienten und gesunden Kontrollpersonen, die an meiner Studie teilgenommen haben.

Ein großer Dank gilt meinem direkten Vorgesetzten, Herrn Wolfgang Cossée, und Frau Gerti Huber, die mir durch eine flexible Arbeitszeit die jahrelange wissenschaftliche Arbeit ermöglicht haben. Danke an Frau Dr. Hansen, die mich beim Korrekturlesen unterstützt hat. Nicht zuletzt möchte ich mich bei meiner Familie bedanken, die in den letzten drei Jahren viel auf meine Anwesenheit verzichten hat müssen und meinen Freundinnen für die liebevolle emotionale Unterstützung.

Irén Lehner-Adam

Inhaltsverzeichnis

Zusammenfassung

Die bipolare Erkrankung gehört zu den affektiven Störungen und wird von alternierenden Perioden von depressiven und manischen Symptomatik charakterisiert. Das Konstrukt „Emotionale Intelligenz" wird als mentales Fähigkeitskonzept beschrieben, welches emotional-kognitive Leistungen, wie Emotionswahrnehmung, Emotionsnutzung, Emotionswissen und Emotionsregulation inkludiert. Diese Fähigkeiten sollen ein erfolgreiches Sozialverhalten und soziale Interaktionen ermöglichen. Aus der Forschungsliteratur und aus der klinischen Praxis ist es uns bekannt, dass bei Patienten mit einer bipolaren Störung das allgemeine soziale Funktionsniveau stark herabgesetzt ist. Auch die Fähigkeit der Emotionsverarbeitung, insbesondere das Erkennen und Regulieren bestimmten Emotionen, ist bei manisch depressiven Personen beeinträchtigt, was die Annahme impliziert, dass diese für soziale Kompetenzen eine maßgebende Rolle spielen könnte. In der vorliegenden empirischen Arbeit wurde die „Emotionale Intelligenz" und die soziale Funktionalität der remittierten bipolaren Patienten mit gesunden Kontrollpersonen verglichen, um Erkenntnisse zu gewinnen, ob und wie diese Variablen mit Erkrankungsmerkmalen und anderen Moderatorvariablen zusammenhängen. An der Studie nahmen 30 Patienten mit stabiler Psychopathologie und 30 gesunde Kontrollpersonen teil und mit der deutschen Version der MSCEIT, der PSP, MWT, und BELP untersucht.

Die Patienten erreichten signifikant niedrigere Werte auf der Skala des sozialen Funktionsniveaus im Vergleich zu den Kontrollpersonen. Die qualitativen Marker für soziale Funktionalität (wie Partnerschaft, Wohnmöglichkeiten, Arbeitsstelle, Lebensqualität etc.) waren bei der Patientengruppe ebenfalls signifikant beeinträchtigt. Auch fiel das verbale IQ der Patientengruppe bei gleicher Schulbildung und Ausbildungsdauer signifikant geringer als die der Kontrollgruppe aus. Der Gesamtwert der „Emotionale Intelligenz" der symptomfreien bipolaren Patienten unterschied sich nicht vom Ergebnis der gesunden Probanden. Lediglich eine Facette der „Emotionale Intelligenz" und zwar das Emotionswissen war bei den Patienten signifikant niedriger als bei den

Kontrollen. Auch zeigte die „Emotionale Intelligenz“ keinen Zusammenhang mit dem sozialen Funktionsniveau der Teilnehmer.

Die Ergebnisse lassen einerseits darauf schließen, dass Leistungen der „Emotionale Intelligenz“ bei bipolaren Patienten krankheitsspezifisch sind. Andererseits, dass emotionale Intelligenzleistungen keine essentielle Rolle für beeinträchtigtes Sozialverhalten in der euthymen Phase darstellen.

Abstract

Bipolar disorders are part of the group of affective disorders. They are characterized by alternating periods of depressive and manic symptoms. Emotional intelligence as a construct is described as set of mental skills including emotional-cognitive capacities such as perception of emotions, utilization of emotions, knowledge of emotions, and regulation of emotions. These skills allow for successful social behavior social interactions. Research literature as well as clinical practice has shown that patients with bipolar disorder suffer from greatly reduced general social functioning levels. Manic-depressive persons also show reduced emotional processing, particularly as far as recognition and regulation of certain emotions is concerned, which leads to the hypothesis that they play a major role in social competency. In this dissertation, levels of emotional intelligence and social functioning by symptom-free bipolar patients was compared with healthy controls in order to gain better insights into the question of how these variables are related to disease characteristics as well as other moderating variables. The study at hand included 30 patients with stable psychopathology, and 30 healthy controls. They were assessed by using German versions of MSCEIT, PSP, MWT and BELP.

Compared with healthy controls, patients achieved significantly lower results on social functioning levels. Qualitative markers of social functioning such as relationships, housing, jobs, general quality of life, etc., were considerably lower for the patient group. Verbal IQs of the patient group were also significantly lower compared to the control group, despite similar educational and/or vocational training levels. Total scores for emotional intelligence for the symptom-free bipolar patients did not differ from the results of the healthy controls. Only one aspect of emotional intelligence, namely emotion knowledge, was significantly lower for the group of patients compared to controls. No interrelationship was shown between emotional intelligence and social functioning levels of the participants.

These results indicate, on the one hand, that performances of emotional intelligence are disease-specific for bipolar patients. On the other hand, performances of emotional intelligence do not a play an essential role in impaired social behavior during euthymic phases.

1 Einleitung

Bipolare affektive Störungen sind schwere psychische Erkrankung mit rezidivierendem Verlauf und hoher Komorbiditätsrate, welche weltweit durch starke funktionelle Beeinträchtigung und durch erhöhte Arbeitsunfähigkeit enormen Produktivitäts- und Lebensqualitätsverlust verursachen. Die Erkrankung ist mit sozialer Stigmatisierung assoziiert und führt sehr häufig zum völligen sozialen Abstieg.

Als klinische Psychologin machte ich im Rahmen der Gespräche mit manisch-depressiven Patienten die Erfahrung, dass sie oft weniger unter ihrer aktuellen Symptomatik (traurig, oder „überdreht“), sondern unter den subjektiv wahrgenommenen Defiziten im sozialen „Funktionieren“ leiden. Als besonders belastend erleben die Patienten den Verlust an qualitativen sozialen Beziehungen und die ihnen entgegengebrachte negative Haltung der Nachbarn, Bekannten und sogar Familienmitglieder. Sie berichten häufig über Diskriminierung am Arbeitsplatz und auch im Gesundheitssystem und erleben oft Schwierigkeiten, passende Wohnmöglichkeiten zu finden.

Seit den 90er Jahren wächst das wissenschaftliche Interesse für und um die „Emotionale Intelligenz“ enorm. Einer der Gründe dafür ist sicherlich in Daniel Golemans Erfolgsbuch „Emotionale Intelligenz“ sowie in hoffnungsvollen Aussagen darüber zu finden, dass der Schlüssel zum beruflichen und privaten Erfolg in erster Linie nicht in mentalen Fähigkeiten bzw. im IQ liege, sondern in „Emotionale Intelligenz“ zu finden sei. „Emotionale Intelligenz“ ist sozusagen die Schlüsselkompetenz für erfolgreiches Management zwischenmenschlicher Beziehungen. Der Begriff kann unter anderem durch den erfolgreichen Umgang mit den eigenen Emotionen sowie den Emotionen anderer, aber auch als das Wahrnehmen und Regulieren von Gefühlen bzw. durch emotionales Problemlösen beschrieben werden.

Obwohl die wissenschaftliche Erforschung der „Emotionale Intelligenz“ seit der zweiten Hälfte der 90er Jahre kontinuierlich zunahm, wurde dieses Konstrukt bis heute noch kaum an Hand von klinischen Patientengruppen untersucht. Im Zusammenhang mit „Emotionale Intelligenz“ - Forschung wurden einige Versuche unternommen, im Zuge derer Trainingsprogramme entwickelt wurden, um die sozialen Funktionsleistungen bei Führungskräften, problematischen Jugendlichen und bei bestimmten psychischen Störungsbildern (Borderline Persönlichkeitsstörung, Schizophrenie, unipolare Depression) zu verbessern.

2 Beschreibung der Problemstellung aus der Literatur und klinischer Praxis

Obwohl die in der Einleitung erwähnten Behauptungen Golemans (1995) noch nicht wissenschaftlich belegt sind, scheinen einige seiner Aussagen zuzutreffen. Höhere „Emotionale Intelligenz" geht demnach mit einem wirksameren Führungsstil, größeren sozialen Netzwerken und höherer Lebenszufriedenheit einher. Diese Aussagen konnten durch Untersuchungen aus jüngerer Zeit bestätigt werden (Petrides et al. 2004; Bastian et al, 2005; Bracket und Mayer, 2004). Lopez und Kollegen (2004) stellten fest, dass die Fähigkeit des Emotionsmanagements und die Qualität von sozialen Interaktionen bei gesunden Probanden stark zusammenhängen.

„Emotionale Intelligenz" scheint ebenfalls mit psychischer und körperlicher Gesundheit in Beziehung zu sein. Martins und seine Mitarbeiter (2010) ermittelten in ihrer Metaanalyse, dass sich Personen mit höherer „Emotionale Intelligenz" einer stabileren Gesundheit erfreuen. Menschen mit ausgeprägter „Emotionale Intelligenz" berichten über weniger subjektiven Stress und geringere Erschöpfungszustände sowie über höhere körperliche Aktivität (Pau et al., 2007; Brown und Schutte, 2006; Saklofske et al., 2007.). Davis und Kollegen (2012) trachteten danach herausfinden, auf welcher Weise „Emotionale Intelligenz" und psychische Gesundheit zusammenhängen und stellten fest, dass „Emotionale Intelligenz" durch flexiblere Auswahl von Coping-Strategien einen positiven Einfluss auf die psychische Gesundheit haben. Bei Personen mit niedriger „Emotionale Intelligenz" kommen Depressionen und bestimmte Persönlichkeitsstörungen signifikant häufiger vor (Salovey et al., 1995; Schutte et al., 1998; Lieble und Snell, 2004.; Dawda und Hart, 2000; Saklofske et al., 2003.) Lloyd und Kollegen (2012) konnten ebenfalls ermitteln, dass Senioren mit stärker ausgeprägter „Emotionale Intelligenz" seltener depressiv werden. Daher gehen diese Forscher davon aus, dass dieses Konstrukt als Prädiktor für unipolare Depression im höheren Alter betrachtet werden kann.

Literaturrecherchen haben ergeben, dass es in der wissenschaftlichen Forschung immer noch einen fehlenden Konsens bezüglich der Definition und der Operationalisierung des Konstrukts „Emotionale Intelligenz“ gibt. Diese Tatsache spielt möglicherweise eine Rolle dabei, dass es kaum Untersuchungen bezüglich „Emotionale Intelligenz“ bei psychischen Erkrankungen gibt, insbesondere nicht im Zusammenhang mit bipolaren Störungen. Die Ergebnisse meiner Recherchen – wobei der Fokus bei der Suche unmittelbar auf „Emotionale Intelligenz“ gerichtet war – beschränken sich lediglich auf einige Publikationen, bei denen „Emotionale Intelligenz“ in ihrer heutigen Bedeutung bei Borderline Persönlichkeitsstörungen, bei substanzinduzierten Störungen, bei Schizophrenie und unipolarer Depression untersucht wurden. All diese Störungsgruppen weisen im Vergleich zu gesunden Kontrollpersonen signifikant geringere Werte in der Gesamtheit des Konstrukts „Emotionale Intelligenz“ auf (Hertel, 2007; Knöpper, 2006; Woltersdorf, 2007). Aus der Untersuchung von Woltersdorf, die dieses Konstrukt bei schizophrenen Patienten untersucht hat, geht unter anderem hervor, dass „Emotionale Intelligenz“ in keinem Zusammenhang mit verbalem IQ steht (Woltersdorf, 2007); auch wird diese weder von der Erkrankungsdauer, noch vom Geschlecht und Alter der Patienten beeinflusst.

Knöpper (2006), die den Fokus ihrer Recherche auf „Emotionale Intelligenz“ bei unipolaren Depressiven ausrichtete, kam zu ähnlichen Schlussfolgerungen: Auch diese Patientengruppe wies niedrigere „Emotionale Intelligenz“ Werte im Vergleich mit gesunden Kontrollen auf. Auch hier war diese Variable von Alter, Geschlecht und Erkrankungsdauer ebenfalls nicht beeinflusst. Langenecker und Kollegen (2005) stellten fest, dass die Emotionswahrnehmungsfähigkeiten depressiver Personen signifikant schlechter sind als die der gesunden Population.

Hertel (2007) untersuchte Patienten mit unipolarer Depression, Borderline Persönlichkeitsstörung und substanzinduzierten Störungen und suchte dabei nach Zusammenhängen zwischen emotionalen Fähigkeiten und Erkrankungsmerkmalen dieser Patientengruppen. Die Ergebnisse dieser Studie zeigen, dass alle drei klinischen Gruppen geringere Gesamtwerte im Bereich „Emotionale Intelligenz“ aufweisen im Vergleich mit gesunden Personen.

Da sich bisher zu wenige Arbeiten mit „Emotionale Intelligenz“ in ihrer heutigen Bedeutung befasst haben (und es darunter kaum Arbeiten gibt, welche diese Variable bei bipolaren Störungen untersucht haben), haben sich meine Recherchen auf Studien ausgeweitet, welche verwandte Konstrukte wie Theory of Mind / ToM (die Fähigkeit, mentale Zustände anderer wahrzunehmen) und soziale Kognition bei bipolaren Patienten untersuchten. Einige Aspekte dieser beiden Konstrukte (z.B. Emotionsregulation und Emotionswahrnehmung) überlappen sich teilweise mit bestimmten Merkmalen des heute verwendeten Begriffs „Emotionale Intelligenz"; sie sind jedoch nicht völlig deckungsgleich.

Bipolare Patienten weisen in der Emotionsverarbeitung bei ToM-Aufgaben, insbesondere in ihrer Fähigkeit, Emotionen zu erkennen und diese zu differenzieren, Beeinträchtigungen auf im Vergleich mit der gesunden Kontrollgruppe (Hofer, 2008; 1992; Brüne et al., 2007; Bora, et al., 2005; Olley, et al. 2005; Montag et al., 2010; Schaefer et al., 2010). In der depressiven Phase weisen bipolare Patienten Defizite bei der Wahrnehmung von Emotionen auf (Gray, et al, 2006) und machen hauptsächlich stimmungskongruente Fehler, indem sie positive Gefühle nicht adäquat erkennen können (Gur et al, 1992). In der manischen Phase werden positive Gefühle richtig erkannt; die Pateinten haben jedoch Schwierigkeiten beim Erkennen von negativen Emotionen, gleichsam als ob diese Emotionen nicht mit ihrem aktuellen affektiven Zustand vereinbar wären (Lempke et al. 2002). Entgegen diesen Aussagen konnten Loughland und Kollegen keine Unterschiede in der Leistung der emotionalen Informationsverarbeitung zwischen bipolaren Patienten und gesunden Personen feststellen (2002).

In der klinischen Praxis nahm man bis vor kurzem an, dass manisch-depressive Personen in der euthymen Phase keine Beeinträchtigungen in der allgemeinen Emotionsverarbeitung im Vergleich mit gesunden Kontrollpersonen aufweisen (Addington und Addington, 1998). Neuere Studien lassen jedoch vermuten, dass diese Defizite nicht nur in der manischen und/oder in der depressiven Phase in den Vordergrund treten, sondern auch während stabiler Perioden (Yurgelun-Todd, et al., 2000; Harmer, et al., 2002; Wolf et al., 2010). Diese Beeinträchtigungen könnten also mögliche Trait-Marker der bipolaren Störung sein.

Hoertnagl und Kollegen untersuchten die Emotionserkennungsfähigkeit, die Lebensqualität und das soziale Funktionsniveau von remittierten bipolaren Patienten und konnten feststellen, dass all diese Variablen im Vergleich mit gesunden Kontrollpersonen weniger stark ausgeprägt waren (2011). Am häufigsten machten Patienten Fehler beim Erkennen der Gefühle von Freude und Ekel.

Wolf und Kollegen (2010) verglichen unipolar depressive, manische und remittierte Patienten mit gesunden Kontrollpersonen bezüglich ihrer ToM-Fähigkeiten. Das Ergebnis ihrer Studie zeigte, dass alle Patienten niedrigere Werte im Vergleich zu gesunden Kontrollen erzielten; überraschenderweise wies die remittierte Patientengruppe die schwersten Defizite auf. Diese Aussagen stehen kontrovers zu den Behauptungen von Hansenne und Kollegen (2009), die „Emotionale Intelligenz" bei remittierten Patienten mit unipolarer Depression und bei gesunden Personen untersuchten, welche sich in ihrer Leistung nicht signifikant unterschieden.

Es gab zahlreiche Untersuchungen in den vergangenen Jahren, bei denen soziale Kognitionen bei bipolaren Patienten untersucht wurden. Auch diese Forscher kamen zu ähnlichen Schlussfolgerungen, indem sie feststellten, dass diese Variable in der euthymen Phase beeinträchtigt ist (Lahera, G, 2008.; Lahera et al. 2012; Samamé et al., 2012). Dazu möchte ich anmerken, dass bei oben angeführten Studien zur Einschätzung der sozialen Kognition, der Emotionsverarbeitung, Emotionserkennung, Emotionsregulation usw. unterschiedliche psychometrische Verfahren verwendet wurden, was einen direkten Vergleich der Ergebnisse zusätzlich erschwert. Studien, welche explizit auf „Emotionale Intelligenz" ausgerichtet sind, wurden nicht nur unterschiedlich operationalisiert, sondern messen sehr häufig auch unterschiedliche Konzepte. Auf diese Problematik wird in Kapitel 4 genauer eingegangen.

Aus der Forschungsliteratur wie auch aus der klinischen Praxis ist bekannt, dass bei Patienten mit bipolarer Störung auch das allgemeine soziale Funktionsniveau vermindert ist. Nach der Manifestation der Erkrankung verringern sich die sozialen Aktivitäten, die Häufigkeit und Qualität der sozialen Kontakte sowie die sozialen Kompetenzen des Patienten (Dickerson et al. 2001; Bellack et al. 1994).

Wie bei den oben beschriebenen emotionsspezifischen Beeinträchtigungen betreffend das soziale Funktionsniveau der Patienten gibt es jedoch auch Hinweise darauf, dass diese Variable in der euthymen Phase beeinträchtigt sein könnte. Hoertnagl und Kollegen untersuchten Emotionserkennungsleistungen solcher Patienten und erfassten dabei auch psychosoziale Funktionsfähigkeiten sowie Lebensqualität bei remittierten bipolaren Patienten. Die Ergebnisse lassen darauf schließen, dass letztere Parameter vom Erkrankungszustand unabhängig sind, da diese bei der remittierten Patientengruppe geringer ausgeprägt waren als im Vergleich mit gesunden Kontrollpersonen (2011). Daher stimmen diese Ergebnisse mit der Meinung von Brissos und Kollegen (2008) überein, widersprechen allerdings der Schlussfolgerungen von Piccinni und Kollegen (2007), die das soziale Funktionsniveau und die subjektiv wahrgenommene Lebensqualität bei vollremittierten und bei teilremittierten bipolaren Patienten ermittelten und feststellen konnten, dass diese beiden Variablen bei vollremittierten Patienten höher ausgeprägter sind als bei teilremittierten Personen. Diese Resultate sprechen wiederum für eine vom Krankheitszustand abhängige Variable.

Der adäquate Umgang mit Emotionen ist ein wesentlicher Aspekt der „Emotionale Intelligenz“, welche wiederum eine Schlüsselkompetenz für erfolgreiche soziale Beziehungen und ein allgemein höheres soziales Funktionsniveau darstellt. Daher drängt sich die Annahme auf, dass das Konstrukt „Emotionale Intelligenz“ ein Trait-Marker für eine bipolare Erkrankung sein könnte. Meiner Beobachtung nach leiden manisch-depressive Patienten weniger unter ihrer aktuellen Symptomatik, sondern vielmehr unter dem Verlust ihrer sozialen Funktionsfähigkeit. Da nach Aussagen neuerer Studien (Petrides et al. 2004; van Rooy&Viswevaran, 2004; Bastian et al, 2005; Bracket und Mayer, 2004) emotionale Fähigkeiten bzw. „Emotionale Intelligenz“ einen Einfluss auf die soziale Funktionalität haben, dürften diese beiden Variablen miteinander positiv zusammenhängen. Es gibt Hinweise darauf, dass „Emotionale Intelligenz“ – im Gegensatz zum herkömmlichen IQ - trainierbar ist (Salovey und Mayer, 1990). Daher könnte also diese Fähigkeit durch spezielle Trainingsprogramme verbessert und dadurch auch die subjektiv wahrgenommene Lebensqualität sowie das soziale Funktionsniveau der Patienten erhöht werden. Zusätzlich ist anzumerken, dass auch in der kognitiven Verhaltenstherapie der Umgang mit Emotionen einen immer breiteren Raum gewinnt, was einen spezifischen Ansatz für die Psychotherapie bedeuten könnte. Da es auf diesem Gebiet noch kaum vergleichbare Studien zu Erforschung der „Emotionale Intelligenz“ bei bipolaren Störungen gibt, liegt der Schwerpunkt meiner Arbeit darin, zu ermitteln, ob und auf welche Weise „Emotionale Intelligenz“ bei bipolaren Patienten mit Erkrankungsmerkmalen bzw. mit anderen Moderatorvariablen wie Alter, Geschlecht, soziales Funktionsniveau und IQ zusammenhängt.

3 Bipolare Störungen

Die bipolare Störung gehört in der Allgemeinbevölkerung mit einer Lebenszeitprävalenz von etwa 1 - 5% zu den häufigen psychiatrischen Erkrankungen und ist von einem zyklischen Wechsel von manischen, depressiven und scheinbar symptomfreien, sog. euthymen Episoden gekennzeichnet. Bipolare Störungen haben zahlreiche somatische, persönliche, familiäre, soziale und wirtschaftliche Folgen. Durch das starke psychische Leid lässt diese Erkrankung die Aufrechterhaltung der gewohnten Lebensführung meist nicht mehr zu und belastet nicht nur die Lebensqualität und das soziale Funktionsniveau der Betroffenen und ihrer nahen Angehörigen, sondern ist auch mit enormen wirtschaftlichen Auswirkungen verbunden (Murray und Lopez 1996).

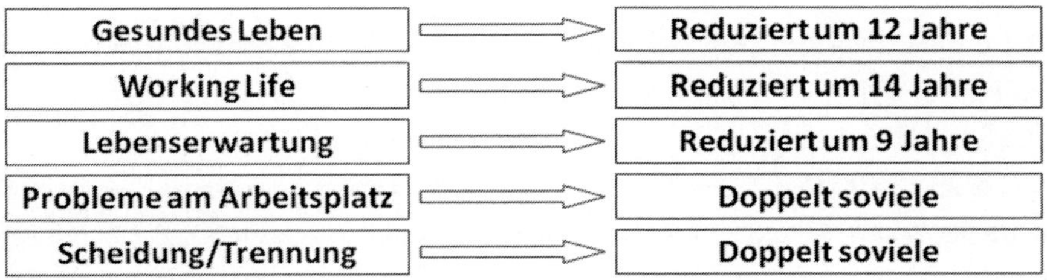

Abbildung 1: Ausmaß der Beeinträchtigungen durch bipolare Störung (Montgomery und Cassano, 1996)

3.1 Epidemiologie und Komorbiditäten

Patienten mit bipolarer Erkrankung weisen außer starken Stimmungsschwankungen eine Reihe andere pathologische Beeinträchtigungen psychischer Funktionen wie Kognition auf, sowie eine hohe Komorbidität von 30% mit Persönlichkeitsstörungen (Carpenter et al, 1995; Vieta et al. 1999.), insbesondere histrionische Persönlichkeitsstörungen, emotional instabile Persönlichkeitsstörungen und anankastische Persönlichkeitsstörungen sowie Angst- und Zwangserkrankungen (Freeman et al., 2002; McElroy et al., 2001).

Die Lebenszeitprävalenz von Alkoholabusus liegt für bipolare Patienten zwischen 45% und 75% und ist somit viel höher als bei anderen psychiatrischen Krankheiten und in der Gesamtpopulation (Regier et al, 1999). Auch das Suizidrisiko manisch depressiver Patienten ist im Vergleich zu der Allgemeinbevölkerung um das 50-fache erhöht (Hautzinger, 2010). Neben den psychischen finden sich auch zahlreiche somatische Komorbiditäten wie kardiovaskuläre Erkrankungen, Adipositas und Diabetes in der Krankengeschichte von manisch depressiven Patienten. Im Gegensatz zu den unipolaren Depressionen gibt es keinen Geschlechterunterschied im Erkrankungsrisiko für bipolare Störungen (Weissman et al, 1988).

3.2 Klassifikation und Verlaufsformen

Im klinischen Gebrauch sind gegenwärtig zwei Klassifikationssysteme verbreitet, das amerikanische „Diagnostic and Statistical Manual of Mental Disorders" (DSM-IV) und die „International Classification of Diseases" (ICD-10) der WHO. In Europa werden zur Sicherung der Diagnose üblicherweise die ICD-10-Kriterien herangezogen. Der Bipolar Typ I wird in beiden Systemen ähnlich beschrieben. Als Diagnosehilfe bzw. zur Verlaufsmessung der Erkrankung stehen unterschiedliche standardisierte psychologische/psychiatrische Testverfahren (Beck Depression Inventar, Young Mania Rating Scale, Montgomery Asberg Depression Rating Scale, etc.) in der klinischen Praxis zur Verfügung. Durchschnittlich wird die Erstdiagnose einer bipolaren Störung um das 30. Lebensjahr gestellt, was jedoch meistens nicht die Erstmanifestationszeit der Erkrankung bedeutet. Oft zeigen sich die ersten unspezifischen Prodromalsymptome schon in der Spätadoleszenz, wie z.B. Irritabilität und Konzentrationsstörungen. Diese sind häufig Prädiktoren für Suizidalität und für spätere Komorbiditäten wie Substanzabusus und Psychosen (Bellivier et al. 2001; Keck et al, 1995). Der Bipolar Typ I ist die „klassische" Verlaufsform der Störung, die durch zyklisch abwechselnde depressive, voll ausgeprägte manische Phasen und scheinbar stabile, sog. euthyme Perioden gekennzeichnet ist.

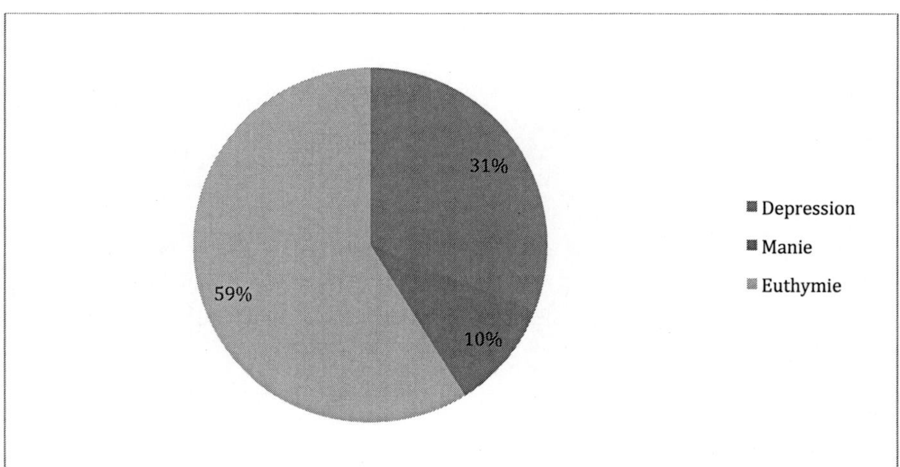

Abbildung 2: Anteil affektiver Phasen an der Gesamtlebenszeit bei bipolar Typ I (nach Judd et al. 2003)

Die manische Episode wird durch eine deutlich gehobene bis euphorische Stimmung beschrieben. Geringes Schlafbedürfnis, stark gesteigertes Selbstwertgefühl, welches bis zum omnipotenten Wahngefühl expandieren kann, eine allgemein exzessive Lebensführung (in der Arbeit, in der Sexualität, im Konsumverhalten), enthemmte Handlungen, Unruhe und Logorrhoe zeichnet den manischen Menschen aus. Die Patienten in einer manischen Phase treten oft ungeduldig, reizbar, häufig sehr provokativ, ja aggressiv auf (dysphorische Manie). Formale Denkstörungen wie ein beschleunigter Ductus, Ideenflucht bis hin zur Inkohärenz runden das Störungsbild ab. Halluzinationen und inhaltliche Denkstörungen (Wahn) sind ebenfalls häufige Symptome einer manischen Episode. Unbehandelte Manien können Wochen andauern und schwerwiegende körperliche, persönliche, aber auch berufliche und soziale Folgen wie Gesetzesübertretungen, Verschuldung, ungewollte Schwangerschaft, sexuell übertragbare Erkrankungen, Arbeitsplatzverlust, zerrüttete Partnerschaften usw. haben.

	ICD-10	ICD-10	DSM-IV	DSM-IV
Episode	hypoman	manisch	hypoman	manisch
Stimmung	gehobene oder gereizte Stimmung	gehobene oder gereizte Stimmung	gehobene oder gereizte Stimmung	gehobene oder gereizte Stimmung
Dauer	mind. 4 Tage	mind. 1 Woche	mind. 4 Tage	mind. 1 Woche
Zusätzliche Symptome	mind. drei weitere Symptome	mind. drei weitere Symptome	mind. drei weitere Symptome	mind. drei weitere Symptome
Symptome	Gesteigerte Aktivität oder Ruhelosigkeit	Gesteigerte Aktivität oder Ruhelosigkeit	Gesteigerte Aktivität oder Ruhelosigkeit	Gesteigerte Aktivität oder Ruhelosigkeit
	vermehrte Gesprächigkeit	vermehrte Gesprächigkeit	vermehrte Gesprächigkeit	vermehrte Gesprächigkeit
	Konzentrations-schwierigkeiten, Ablenkbarkeit	Konzentrations-schwierigkeiten, Ablenkbarkeit	Erhöhte Ablenkbarkeit	Erhöhte Ablenkbarkeit
		Ideenflucht, Gedankenrasen	Ideenflucht, Gedankenrasen	Ideenflucht, Gedankenrasen
	Vermindertes Schlafbedürfnis	Vermindertes Schlafbedürfnis	Vermindertes Schlafbedürfnis	Vermindertes Schlafbedürfnis
			Exzessive Lebensführung	Exzessive Lebensführung
	Gesteigerte Libido	Gesteigerte Libido		
	Übertriebene Einkäufe, leichtsinniges Verhalten	Leichtsinniges Verhalten		
		Größenideen, Selbstüber-schätzung	Größenideen, Selbstüber-schätzung	Größenideen, Selbstüber-Schätzung
	Gesteigerte Geselligkeit	Verlust sozialer Hemmungen		

Abbildung 3: Kriterien für hypomane und manische Episoden nach ICD-10 und DSM-IV (modifiziert nach Meyer & Hautzinger, 2004).

In Abbildung 3 sind die diagnostischen Kriterien der hypomanen und manischen Phase gegenübergestellt und erlauben einen direkten Vergleich der beiden Klassifikationssysteme.

Bei bipolar Typ II werden die depressiven Episoden von weniger stark ausgeprägten manischen Phasen, der sog. Hypomanie abgelöst. Die hypomane Periode wird als sehr kreativ und arbeitsproduktiv beschrieben und von den Betroffenen als sehr angenehm, sozusagen „normal“ erlebt. Das soziale Funktionsniveau wird in den hypomanen Phasen im Gegensatz zur voll ausgeprägten Manie kaum beeinträchtigt. Möglicherweise ist das ein Hauptgrund für die mangelnde Compliance der Patienten in diesen Phasen.

Abbildung 4 stellt den hohen Anteil an depressiven Phasen in der Gesamtlebenszeit eines Patienten von bipolar Typ II sehr anschaulich dar.

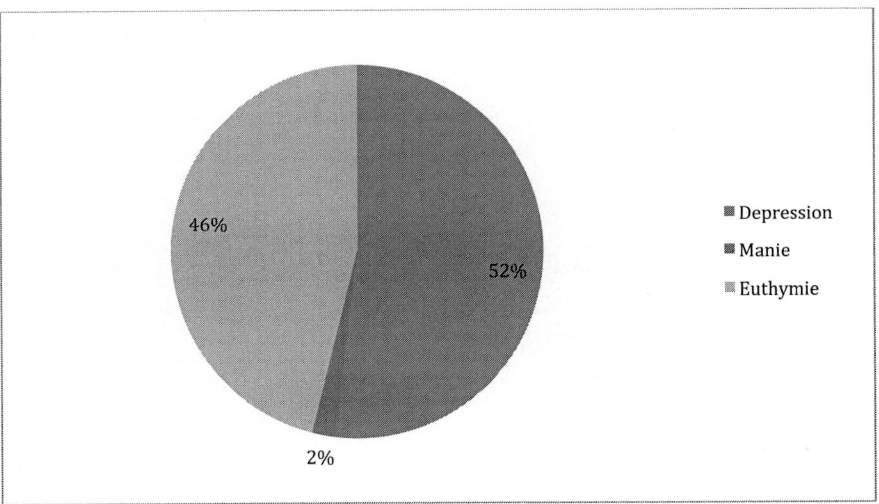

Abbildung 4: Anteil affektiver Phasen an der Gesamtlebenszeit bei bipolar Typ II nach Judd et al. (2003)

3.3 Symptombild der depressiven Episode

Eine depressive Phase der bipolaren affektiven Störung unterscheidet sich nicht im Wesentlichen von der Depression unipolar depressiver Patenten und ist auf folgenden Ebenen zu beobachten:

Körperliche Symptome:

Die meisten Patienten in einer depressiven Episode haben Schlafstörungen, welche von Durchschlafproblemen bis zur ständigen Müdigkeit reichen können. Auch eine Appetitstörung in Form einer Verminderung (oder Zunahme) von Appetit, Obstipation und ein Libidoverlust ist charakteristisch. Häufig klagen die Patienten über Spannungs- und Kältegefühle, weiters über diffuse Schmerzen im Kopf-, Rücken, bzw. gastrointestinalen Bereich.

Kognitive Symptome:

Der depressive Mensch fühlt sich schwach, antriebslos, verliert die meisten Interessen, die früher Spaß gemacht haben. Er fühlt sich überfordert und trifft – wenn überhaupt – nur mühevoll Entscheidungen. Die Konzentrationsfähigkeit lässt nach, viele Patienten berichten über das Nachlassen der Gedächtnisleistung. Die Gedanken kreisen im Kopf, man grübelt stundenlang und hat häufig Selbstmordgedanken.

Emotionale Symptome:

Eine anhaltend gedrückte Stimmung, Gefühle der Verzweiflung, der Hoffnungslosigkeit, Einsamkeit, Aussichtlosigkeit, innerer Leere, Angst, Schuldgefühle und das Gefühl der Minderwertigkeit sind häufig.

Verhaltensspezifische Symptome:

Leise Stimme, monotone Sprache, geringer Blickkontakt, kraftlose, gebeugte Körperhaltung und verlangsamte Bewegungsabläufe zeichnen einen depressiven Patienten aus. Die meisten Patienten ziehen sich in ihre Einsamkeit zurück, was zur Einengung und zum Abbau der kommunikativen und sozialen Fertigkeiten und zu Konflikten in engen Beziehungen führt. Häufig werden auch die täglichen Aktivitäten wie Körperpflege, Arbeiten im Haushalt usw. vernachlässigt. Um diesen bedrückenden Zustand einigermaßen erträglich zu machen, greifen manche Patienten mit Depressionen zur großen Mengen Alkohol, Medikamenten, oder Suchtmitteln (Hautzinger, 2003).
Abbildung 5 erlaubt einen direkten Vergleich der Kriterien für depressive Episoden in beiden Klassifikationssystemen.

	ICD-10*	**ICD-10***
Episode	Depression	Depression
Stimmung	Fast täglich mindestens 2: • Depressive Stimmung • Interesseverlust • Verminderter Antrieb, o. gesteigerte Ermüdbarkeit	Fast täglich mindestens 1: • Depressive Stimmung • Interesseverlust, o. Verlust der Freude
Dauer	Mindestens 2 Wochen	Mindestens 2 Wochen
Anzahl erforderlicher Symptome	Mindestens 1 weiteres Symptom	mindestens 4 weitere Symptome
Zusätzliche Symptome	Verlust des Selbstvertrauens oder des Selbstwertgefühls	---
	Unbegründete Selbstvorwürfe oder unangemessene Schuldgefühle	Gefühl von Wertlosigkeit, unangemessene Schuldgefühle
	Wiederkehrende Gedanken an den Tod, an Suizid oder suizidales Verhalten	Wiederkehrende Gedanken an den Tod, an Suizid oder suizidales Verhalten
	Verminderung des Denkvermögens, Konzentrationsschwäche, Unentschlossenheit	Verminderung des Denkvermögens, Konzentrationsschwäche, Unentschlossenheit
	Psychomotorische Agitiertheit	Psychomotorische Unruhe oder Verlangsamung
	Schlafstörungen jeglicher Art	Schlafstörungen jeglicher Art
	Appetitverlust oder gesteigerter Appetit	Gewichtsverlust oder -zunahme

Abbildung 5: Kriterien für depressive Episoden nach ICD-10 und DSM IV (modifiziert nach Meyer & Hautzinger, 2004.)

4 „Emotionale Intelligenz“

4.1 Geschichte und Entwicklung des Begriffs „Emotionale Intelligenz“

Die Geschichte der „Emotionalen Intelligenz“ greift auf systemtheoretische Intelligenzmodelle zurück, welche im Gegensatz zu den Strukturmodellen der Intelligenz ein breiteres Spektrum an Konzepten berücksichtigt, um den Begriff „Intelligenz“ zu beschreiben. Thorndike definierte in den 20er Jahren als erster den Begriff der „sozialen Intelligenz“ (1920). Er beschrieb unter anderem, dass diese Fähigkeit einer Person ermöglicht innere Zustände anderen Menschen adäquat wahrzunehmen und darauf zu reagieren. Einige, jahre später entwickelte Konstrukte aus der Kognitions- und Tiefenpsychologie, wie z.B. Mentalisierung und ToM (Theory of Mind) beschreiben ähnliche Fähigkeiten (mentale Zustände, wie z.B. Emotionen und Intentionen anderer wahrzunehmen, diese zu verstehen und darauf zu reagieren), wobei erstere einen nie abgeschlossenen Prozess darstellt (Fonagy et al. 2004).

Der Begriff „soziale Intelligenz“ wurde in den vergangenen Jahrzehnten mehrmals umschrieben, und auch die Bedeutung der Emotionen bekam in diesem Kontext eine immer stärkere Rolle. Die Entwicklung dieses Konstrukts ist aus dem Grund wichtig, weil das heutige Konzept der „Emotionale Intelligenz“ darauf basiert; jedoch stellt „Emotionale Intelligenz“ im heutigen Sinne ein engeres Konzept als „soziale Intelligenz“ dar, da sie hauptsächlich auf emotionale Bereiche ausgerichtet ist (Neubauer & Freudenthaler, 2006).

Auch Wechsler entwickelte in den 40er Jahren im Rahmen seiner Intelligenzmessung sog. „nicht intellektuelle Faktoren“, welche im Prinzip die „soziale Intelligenz“ einer Person erfassen.

Der heute verwendete Begriff für das Konstrukt „Emotionale Intelligenz“ geht des Weiteren auf die „Theorie der multiplen Intelligenzen“ Gardners (1993) zurück. Gardner unterschied die „intrapersonale“ und „interpersonale“ Intelligenz, wobei erstere die Wahrnehmung und Differenzierung eigener Gefühle, letztere hingegen das Erkennen der Emotionen anderer und dadurch einen erfolgreicheren Auftritt im sozialen Kontext ermöglicht.

Der Begriff „Emotionale Intelligenz“ selbst erschien in den Arbeiten des Psychoanalytikers Leuners (1966), der jedoch, sowie zwanzig Jahre später auch Payne (1986), keine Versuche unternahm, das Konstrukt exakt zu definieren.

In Laienkreisen wird „Emotionale Intelligenz“ häufig mit Golemans Namen aufgrund seines erfolgreichen Buches (1995) in Zusammenhang gebracht, obwohl Salovey und Mayer „Emotionale Intelligenz“ schon fünf Jahre früher in ihren empirischen Arbeiten sehr genau beschrieben(1990). Saarni veröffentlichte ebenfalls in dieser Zeit seine Theorie über „emotionalen Kompetenzen“, die ein ähnliches Konstrukt beschreibt (1990).

Für mein Thema wählte ich das Jahr 1990 als entscheidend, da der im heutigen Sinn beschriebene Begriff der „Emotionale Intelligenz“ von Salovey und Mayer in diesem Jahr erschien. Sie definierten das Konstrukt als *„the ability to monitor one´s own and others´ feelings and emotions, to discriminate among them and to use this information to guide one´s thinking and actions“* (Salovey und Mayer, 1990. S. 189).

Die Erforschung der „Emotionalen Intelligenz“ in den vergangenen zwanzig Jahren machte insbesondere in der zweiten Hälfte der 90er Jahre einen drastischen Sprung. Seit dem Jahrhundertwechsel vervielfachten sich die veröffentlichten wissenschaftlichen Studien, welche ziemlich kontrovers mit der Thematik umgingen. Eine mögliche Ursache dieses großen Interesses an „Emotionale Intelligenz“ waren möglicherweise die Behauptungen Golemans (1995), dass „Emotionale Intelligenz“ ein besserer Prädiktor für Erfolg im Leben sei als ein hoher IQ.

Es ist bekannt, dass kognitive Leistungsfähigkeit ein guter Prädiktor für den beruflichen Erfolg ist (Schulze et al. 2006), jedoch hat sie keine Vorhersagegüte dafür, dass Menschen sich auch im Alltag intelligent verhalten (Sternberg, 1985). Andererseits war der immer noch fehlende Konsens über das Konstrukt selbst, über die Sinnhaftigkeit, über die Definition und seine Operationalisierung verantwortlich für den rapiden Anstieg der internationalen Forschung auf dem Gebiet der „Emotionale Intelligenz“. Die meisten Publikationen beschreiben dieses Konstrukt in arbeits- und organisationspsychologischen Kontexten oder beschäftigen sich mit der psychometrischen Erfassung, also mit der Messung der „Emotionale Intelligenz“. Bis auf einige Untersuchungen gibt es jedoch bis dato nur wenige Studien, die diese Thematik im klinischen Bereich erforschen.

4.2 Theoretische Modelle der „Emotionale Intelligenz“

In der Literatur werden Fähigkeitsmodelle, Anlagemodelle und sogenannte Mischmodelle der „Emotionalen Intelligenz“ beschrieben. Der Klassiker der „Fähigkeitsmodelle“ – und das älteste Modell überhaupt – ist zweifellos jenes von Salovey und Mayer, die die kognitiven Prozesse mit den Gefühlen in Bezug setzen. Konkret wird hier gemeint, dass „Emotionale Intelligenz“ eine Reihe an mentalen Fähigkeiten sei und somit als eine Form der allgemeinen Intelligenz aufgefasst werden kann – deshalb prägten diese Forscher auch den Ausdruck „Intelligenz“ –, welche mit Leistungstests (ebenso wie die „kalte“ oder kognitive Intelligenz) messbar ist.

Die „Anlagemodelle“, oder „Trait-Modelle“ fassen „Emotionale Intelligenz“ als eine Reihe von Persönlichkeitsdispositionen auf, die mit Emotionen in Zusammenhang stehen. In diesem Sinne beschreibt „Emotionale Intelligenz“ eher die typischen Verhaltensstile einer Person im Gegensatz zum Fähigkeitsmodell, das das maximale Verhalten einer Person erfasst. Petrides und Kollegen (2007) haben in ihrer Theorie vier Hauptkomponenten der „Emotionale Intelligenz“ identifiziert:

1. Wohlbefinden (Selbstsicherheit, Optimismus),
2. Soziabilität (soziale Kompetenzen),
3. Selbstkontrolle (Stressmanagement, Emotionsregulation) und
4. Emotionalität (Emotionswahrnehmung, Empathie usw.).

Dieses Modell unterscheidet sich nicht nur in seiner Konzeptualisierung, sondern auch in der Operationalisierung vom „Fähigkeitsmodell“ und versucht die Merkmale der „Emotionale Intelligenz“ durch Selbstbeschreibungsverfahren zu erfassen. Diese Art von Verfahren erntete zahlreiche Kritiken. Die Hauptkritik liegt darin, dass diese Skalen die persönlich eingeschätzten Fähigkeiten einer Person bzgl. sozialer oder emotionaler Kompetenzen messen. Die Annahme, dass man in der Lage sei, eigene Fähigkeiten und Kompetenzen korrekt einzuschätzen, entspricht nicht ganz der Wirklichkeit. Diese Tests sind nämlich äußerst anfällig dafür, dass Probanden bei sozialer Erwünschtheit die eigenen Fähigkeiten besser darstellen als diese tatsächlich sind (Van Rooy et al. 2004). Ein anderer wichtiger Kritikpunkt an Selbstbeurteilungsverfahren ist der, dass sie einen hohen Zusammenhang mit Persönlichkeits-Traits und keine (oder nur ganz geringe) positiven Korrelationen mit geistigen Fähigkeiten wie IQ, abstraktes Denken und Leistungstests aufweisen (Goldenberg et al., 2006; Barchard und Hakstian, 2004).

Die „Mischmodelle“ beschreiben „Emotionale Intelligenz“ als einen Komplex aus Persönlichkeitsmerkmalen, mentalen Fähigkeiten, Motivation und innerer Einstellung. Nach Bar-On ist „Emotionale Intelligenz“ *„an array of noncognitive capabilities, competencies and skills that influence one´s ability to succeed in coping with environmental demands and pressures“* (Bar-On 1997). Dieses Modell erntete im wissenschaftlichen Kontext die meiste Kritik, da es am wenigsten einheitlich das Konstrukt der „Emotionale Intelligenz“ selbst und deren charakteristischen Merkmale beschreibt. Der zweite Kritikpunkt betrifft die Operationalisierung des Konstrukts nach diesem Modell. Die Vertreter dieser Richtung verwenden ebenfalls Selbstbeschreibungsverfahren, die erfassen, wie der Proband sein wahrgenommenes Verhalten in emotionalen Situationen selbst einschätzt (Bar-On 1997; Goleman, 1995; Cooper & Sawaf, 1997).

Nachteil der Selbsteinschätzung ist eine Verzerrung der Ergebnisse in Richtung sozial erwünschtes Verhalten. Die Selbsteinschätzung eigenen Verhaltens kann durch verschiedene Stimmungslagen unterschiedlich ausfallen. Mit gehobener Stimmung schätzt man das eigene Verhalten kompetenter ein, als wenn man sich in einer negativen Grundstimmung befindet. Selbstbeschreibungsverfahren zeigen starke Zusammenhänge mit den Dimensionen von Persönlichkeitstests (z.B. NEO-FFI). Kritiker der Mischmodelle meinen, für die Beschreibung der Persönlichkeit gäbe es mittlerweile zahlreiche verlässliche Verfahren. Zwischen Selbstbeschreibungstest und Leitungstests gibt es dagegen keine bzw. sehr schwache Korrelationen, was ebenfalls die Annahme unterstützt, dass diese Verfahren völlig unterschiedliche Konstrukte messen.

Da die genaue Beschreibung der verschiedenen Modelle und Theorien zur Entwicklung der „Emotionale Intelligenz“ nicht Gegenstand vorliegender Arbeit sind, werde ich mich im Folgenden mit dem „Fähigkeitsmodell“ und der kurzen Erläuterung zur Entwicklungstheorie der „Emotionale Intelligenz“ auseinandersetzen, da diese relevant für meine empirische Untersuchung sind.

4.3 Theorien der „Emotionale Intelligenz"

4.3.1 Theorie der Hierarchie des emotionalen Bewusstseins

Lane und Schwartz entwickelten 1987 ihre Theorie über die Hierarchie des emotionalen Bewusstseins, also in der Zeit, bevor der Begriff der „Emotionale Intelligenz" entstand. Da Emotionsbewusstsein und Differenzierung der Gefühle jedoch Teil des heutigen Konzepts der „Emotionale Intelligenz" sind, kann die Theorie von diesen beiden Forschern als Vorläufer der „Emotionale Intelligenz" betrachtet werden. Diese beiden Forscher (1987) beschreiben auch Alexithymie als ein Defizit des emotionalen Bewusstseins. Es ist bekannt, dass Alexithymie und „Emotionale Intelligenz" überlappende Konstrukte sind. Lane und Schwarz beziehen sich in ihrer Theorie auf Arbeiten von Werner (1957), der die Entwicklung des Emotionsbewusstseins aus ontogenetischer Sicht betrachtet. Nach dieser Sicht beginnt die Ausreifung der Gefühle aus einem globalen, undifferenzierten Arousal-Zustand, welcher sich mit der Zeit zu qualitativ und quantitativ immer komplexeren und differenzierteren Emotionen entwickelt.

Die kognitive und emotionale Entwicklung des Menschen wurden in der Psychologie lange Zeit als zwei voneinander abhängige Prozesse beschrieben. Die lang gemiedene Aufmerksamkeit der Forschung wurde in den 50er Jahren mit dem Aufschwung der kognitiven Psychologie erneut auf die Emotionen gelenkt, wo es dann lange hieß, Emotionen seien Produkte kognitiver Prozesse. Erst in den 90ern entstanden Forschungsarbeiten, die behaupteten, dass emotionale Prozesse viel schneller als bewusste kognitive Prozesse ablaufen (Lewicki et al. 1992). Lane und Schwartz ziehen bei der Beschreibung ihrer Theorie eine Parallele zur fünfstufigen kognitiven Entwicklungstheorie nach Piaget (1956), da sie diese beiden Aspekte (Kognition und Emotion) eng miteinander zusammenhängend betrachten.

4.3.2 Vier-Facetten-Modell der „Emotionale Intelligenz"

Die in der Forschungsliteratur bekannteste und am wenigsten angefochtene Theorie der „Emotionale Intelligenz" stammt von Salovey und Mayer (1990, 1995). Diese Forscher meinen, „Emotionale Intelligenz" sei *„eine Fähigkeit, emotionale Informationen zu verarbeiten und sich an sie anzupassen." (Neubauer& Freudenthaler, 2006).* In ihrem ersten Modell (1990) beschreiben Salovey und Mayer drei Komponenten der „Emotionale Intelligenz" folgendermaßen:

- Wahrnehmen und Ausdrücken der Emotionen (bei sich selbst und bei anderen)
- Nützen der Emotionen beim Problemlösen (bei Denkprozessen und Planungsfunktionen, bei der Motivation und Aufmerksamkeitsfokussierung)
- Regulation und Management der eigenen Emotionen und die Emotionen anderer.

1997 wurde die Theorie von Salovey und Mayer weiterentwickelt, indem sie durch eine vierte Dimension – dem Emotionsverständnis – ergänzt wurde. Auch dieses Modell legt großen Wert auf das Zusammenfügen von Emotionen und kognitiven Prozessen, und zwar durch das Konstrukt „Emotionale Intelligenz": *„„Emotionale Intelligenz" ist die Schnittstelle zwischen Emotionen und Kognition", „ ... an ability to recognize the meanings of emotion and their relationships, and to reason and problem-solve on the basis of them. Emotional intelligence is involved in the capacity to perceive emotions, assimilate emotion-related feelings, understand the information of those emotions and manage them.*" (Mayer et al., 2004, S. 7.).

4.4 Messung der „Emotionale Intelligenz" nach dem Fähigkeitsmodell

Da die unterschiedlichen Modelle der „Emotionale Intelligenz" offensichtlich verschiedene Konstrukte umschreiben, verlangt auch die Operationalisierung unterschiedliche Messinstrumente. Leistungstest gehen davon aus, dass „Emotionale Intelligenz" eine besondere Form des IQ sei, deshalb wird sie in ähnlicher Weise mit Leistungstests gemessen. Ein besonderes Merkmal von Leistungstests ist, dass auf eine Frage eine einzige objektiv richtige Antwort oder Lösung zu geben ist (z.B.: die Hauptstadt von Österreich ist Wien, oder 2+4=6). Während bei der Testung kognitiver Fähigkeiten die Kriterien der richtigen Lösungen eindeutig festlegbar sind, ist dies bei der Messung von Emotionen ein wenig komplizierter. Emotionale Leistungstests funktionieren zwar nach denselben Prinzipien wie kognitive Leistungstests, denn auch hier wird nach bestimmten Kriteriensystemen festgelegt, wie auf eine Frage die möglicherweise einzige richtige und objektive Lösung zu lauten gilt. Ein Nachteil von Leistungstests bleiben trotzdem die Kriterien der Beurteilung. Am meisten bewährt und anerkannt sind die Konsensusmethode und die Expertenmethode. Die Zielbewertungsmethode hängt zu schwach mit den Ergebnissen der ersten beiden Methoden zusammen und ermöglicht außerdem nicht eine objektive Auswertung von emotionalen Fähigkeiten (Mayer und Geher, 1996).

Die meisten Leistungstests sind **„spezifische Leistungstests"**, welche nur einen bestimmten emotionalen Aspekt – z.B. Emotionserkennung an Gesichtern, die an Fotos dargeboten werden, oder die Differenzierung von Gefühlen mit Hilfe kurzer Geschichten – erfassen.

Zu den spezifischen Leistungstests zählen unter anderem der Japanese and Caucasian Brief Affect Recognition Test (JACBART, Matsumoto et al. 2000), Levels of Emotional Awareness Scale (LEAS, Lane et al. 1990) sowie der Emotional Facial Expression Test (EFET, Hess und Blairy, 1995).

Außer dem MSCEIT existieren bisher kaum integrative emotionale Leistungstests, die also gleichzeitig eine große Anzahl an Dimensionen, die für das Konstrukt „Emotionale Intelligenz" charakteristisch sind, erheben (Mayer et al.1997). Im Gegensatz zu den oben beschriebenen Selbstbeschreibungsverfahren neigen emotionale Leistungstests nicht zu *„faking good"*. Das heißt, bei diesen Verfahren kann der Proband seine Leistung nicht besser darstellen, als sie tatsächlich ist, und auch ein sozial erwünschtes Verhalten kann man nicht willentlich vortäuschen. Auch weisen emotionale Leistungstests keine Zusammenhänge mit Persönlichkeitstest auf, was ebenfalls die Annahme belegt, dass Leistungstests und Persönlichkeitstests unterschiedliche Konstrukte erfassen. Dagegen weisen „Emotionale- Intelligenz"-Komponenten mit etablierten IQ-Komponenten positive konvergente Zusammenhänge auf, was wiederum dafür spricht, dass „Emotionale Intelligenz" eine mentale-emotionale Fähigkeit und kein „Trait" ist.

Zusammenfassend kann man behaupten, dass das Fähigkeitsmodell das am genauesten definierte und auf empirischen Untersuchungen beruhendes Modell ist (Daus, 2006). Nach dem Fähigkeitsmodell ist „Emotionale Intelligenz" ein mentales Fähigkeitskonzept, welche kognitive Verhaltenskomponenten einschließt, die gut trainierbar sind und mit zunehmendem Alter durch Erfahrung und soziale Interaktionen erhöht werden können (Mayer und Salovey, 1997).

4.5 Rolle der „Emotionale Intelligenz“ im täglichen Leben

„Emotionale Intelligenz“ scheint ein wichtiges psychologisches Merkmal zu sein und parallel mit dem IQ betrachtet – welcher ein guter Prädiktor für den schulischen und beruflichen Erfolg ist – ist „Emotionale Intelligenz“ für wahrgenommene Lebensqualität und psychisches Wohlbefinden bzw. psychologische Funktionsfähigkeit verantwortlich (Schulze et al. 2006). „Emotionale Intelligenz“ inkludiert kognitive emotionale Fähigkeiten, die für das Leben allgemein von Nutzen sind und die ein erfolgreiches Sozialverhalten und soziale Beziehungen ermöglichen (Mayer et al. 2004).

„Organisationen können von der höheren Produktivität, Zufriedenheit, Zusammenarbeit und Hingabe emotional intelligenter Personen profitieren“ (Schulze et al. 2006, S.31).

„Emotionale Intelligenz“ wird auch mit höheren Positionen im Unternehmen und höheren Bonuszahlungen assoziiert (Lopez et al. 2006). George (2000) stellte fest, dass Personen in Führungspositionen, die ihre Emotionen in einer kompetenten Weise managen, eher in der Lage sind, komplexe Handlungspläne zu entwickeln und flexibler Entscheidungen zu treffen. Sie nehmen ihre Gefühle und jene ihrer Mitarbeiter differenzierter wahr und gehen darauf angemessener ein. Brackett et al. (2010) fanden signifikante Zusammenhänge zwischen stark ausgeprägter Emotionsregulationsfähigkeit und Arbeitszufriedenheit. Ein hohes Emotionswissen korreliert auch positiv mit verschiedenen Facetten von Gruppenleistungen (Feyerherm und Reis, 2002).

Im Erziehungs- und Bildungskontext wird höhere „Emotionale Intelligenz“ mit stärkerem Selbstbewusstsein, Konfliktlösefähigkeit, Empathie und Kooperationsfähigkeit in Zusammenhang gebracht (Goleman, 1995). Petrides und Kollegen beschreiben die Rolle der „Emotionale Intelligenz“ im akademischen Leistungskontext und kamen zu einem ähnlichen Schluss. Weiters legten diese Forscher ihren Fokus auch auf das Schülerverhalten und stellten einen Zusammenhang zwischen niedrig ausgeprägten emotionalen Fähigkeiten und deviantem Verhalten fest.

„Emotionale Intelligenz“ lässt sich in der Psychologie als latente quantitative Variable beschreiben. Als Variable deshalb, weil sie interindividuell variiert; latent, da sie nicht direkt beobachtbar ist, und als quantitativ, weil sie sich numerisch ausdrücken lässt (Schulze et al. 2006).

4.6 „Emotionale Intelligenz“ in der klinischen Psychologie

Aus der Forschungsliteratur und klinischen Praxis ist bekannt, dass einige psychische Erkrankungen gleichzeitig auch Defizite in den emotionalen Bereichen mit sich bringen. Diese Aspekte sind unter anderem die Emotionswahrnehmung, Emotionserkennung, und die Emotionsregulation, welche wichtige Dimensionen der „Emotionale Intelligenz“ in ihrer heutigen Bedeutung darstellen. Sowohl bei Patienten mit einer schizophrenen Störung als auch bei Patienten mit unipolaren Depressionen oder bipolaren affektiven Störungen wurden Beeinträchtigungen der Emotionsverarbeitung und eine starke affektive Prosodie beobachtet. All diese Fähigkeiten sind notwendig für eine adäquate oder gar erfolgreiche soziale Lebensführung.

„Emotionale Intelligenz“ ist auch für erfolgreiches Sozialverhalten, für Lebensqualität und psychisches Wohlbefinden bzw. psychologische Funktionsfähigkeit verantwortlich, welche bei bipolaren Patienten nach Manifestation der Erkrankung häufig beeinträchtigt sind. Jahrelang nahm man an, dass remittierte bipolare Patienten in der Emotionsverarbeitung im Vergleich mit euthymen Patienten und gesunden Kontrollpersonen keine Defizite aufweisen. Wissenschaftliche Untersuchungen der letzten Jahre liefern jedoch Hinweise mit gegensätzlichen Aussagen (Yurgelon-Todd, 2000; Harmer 2002; Hoertnagel, 2011; Roiser, 2009), welche zur Annahme leiten, dass „Emotionale Intelligenz“ ein Trait-Marker für bipolare Störungen sein könnte.

5 Material und Methode

5.1 Beschreibung der Stichproben und der Untersuchung

Die Untersuchung wurde zwischen Herbst 2011 und Jänner 2013 nach Zulassung der Salzburger Ethikkommission an der Universitätsklinik für Psychiatrie und Psychotherapie durchgeführt. An der Studie nahmen insgesamt 60 freiwillige Probanden – 30 Patienten (mit stabiler Psychopathologie) und 30 Kontrollpersonen – zwischen 21 und 67 Jahren teil (M=46,8; SD=11,4).

Die durchschnittliche Ausbildungsdauer über alle Probanden betrug 12,8 Jahre (SD=3,0).

Patienten und Kontrollen unterschieden sich bezüglich Geschlecht, Alter, Rechtsstellung, Ausbildungsart und Ausbildungsjahren nicht signifikant voneinander.

Tabelle 1 macht die Verteilung der Stichproben hinsichtlich Alter und Geschlecht anschaulich.

	Alter			**Geschlecht**	
	Minimum	Maximum	*M (SD)*	m	w
Patienten *n*=30	21	67	47.1(12.5)	18 (60%)	12 (40%)
Kontrollgruppe *n*=30	24	65	46.4 (10.5)	12 (40%)	18 (60%)

Tabelle 1: Alter und Geschlecht der beiden Untersuchungsgruppen

5.1.1 Patientengruppe

Die Patienten mit bipolarer Störung wurden im Rahmen der ambulanten Nachbetreuung an der Psychiatrie der Universitätsklinik Salzburg rekrutiert, wo ihnen der behandelnde Facharzt die wissenschaftlichen Hintergründe der Untersuchung erläuterte. Im Verlauf dieses Gespräches erfolgte ein diagnostisches Interview mit M.I.N.I und die

Erhebung der klinischen Basisdokumentation, welche die soziodemographischen Daten, die aktuelle Medikation und eine kurze Krankheits- und Familienanamnese der Patienten erhob. An einem weiteren Termin wurden die Patienten im Einzelsetting durch die klinische Psychologin über die Datenerhebung detailliert aufgeklärt und anschließend befragt, bzw. füllten die Patienten in Anwesenheit der Psychologin die Fragebögen selbst aus. Die Untersuchung dauerte durchschnittlich 2 Stunden. Nach etwa 45-50 Minuten wurde dem Patienten eine kurze Pause angeboten, wenn die Aufmerksamkeit des Patienten es verlangte.

Einschlusskriterien für die freiwillige Teilnahme der 30 Patienten war eine durch M.I.N.I verifizierte ICD-10 Diagnose einer bipolar affektiven Störung, jedoch mit stabiler Psychopathologie seit mindestens 6 Monaten, ambulantes Betreuungssetting und ein Mindestalter von 18 Jahren. Voraussetzung zur Teilnahme war außerdem die deutsche Muttersprache und eine schriftliche Einverständniserklärung zur Untersuchung.

Eine zusätzliche Achse-1 Diagnose (ebenfalls durch M.I.N.I verifiziert), das Vorliegen einer aktuell relevanten psychischen Beeinträchtigung, schwere somatischen Erkrankung(en), Epilepsie und/oder eine Schwangerschaft galten für die PatientInnen als Ausschlusskriterien.

5.1.2 Kontrollgruppe

Bei der Kontrollgruppe handelte es sich um psychisch gesunde freiwillige Teilnehmer. Bei der Rekrutierung wurde das Alter, Geschlecht und Ausbildungsniveau der gesunden Probanden an die der Patientengruppe angepasst. Ein BSI-Wert (Brief Symptom Inventory) von ≥ 63 , psychische Erkrankungen, schwere somatische Erkrankung(en), Epilepsie, bzw. aktuelle Schwangerschaft galten für die freiwilligen Kontrollpersonen als Ausschlusskriterien.

Die Untersuchungen erfolgten im Arbeitszimmer der Autorin in Form von Einzelsettings und dauerten im Durchschnitt 1 Stunde und 30 Minuten. Es wurden keine Pausen bei der Bearbeitung der Fragebögen benötigt.

5.2 Beschreibung der eingesetzten Verfahren

5.2.1 MSCEIT (Mayer-Salovey-Caruso)-Test zur „Emotionale Intelligenz"

Für die Erhebung der „Emotionale Intelligenz"werte wurde die deutschsprachige Adaptierung der MSCEIT nach Mayer, Salovey und Caruso (Steinmayr et al., 2010), in der Papier-und- Bleistift-Version in Form von Einzelsettings durchgeführt. Dies ist zu Zeit der einzige fähigkeitsbasierte Test zur Erfassung der „Emotionale Intelligenz" in deutscher Sprache, der mehrere Dimensionen des zu untersuchenden Konstrukts parallel erheben kann (integrative Methode). Der Leistungstest erfasst mit 141 Items in 8 Aufgabenbereichen die vier von Mayer und Salovey beschriebenen Dimensionen der „Emotionale Intelligenz", nämlich Emotionswahrnehmung, Emotionsnutzung, Emotionswissen und Emotionsregulation.

Abbildung 6 gibt einen Überblick über hierarchische Darstellung der vier Dimensionen der „Emotionale Intelligenz" nach dem Modell von Salovey und Mayer, wobei die unterste Stufe der emotionalen Hierarchie die Emotionswahrnehmung, die Höchste die Regulation der Emotionen abbildet:

Emotionsregulation

- Emotionen vom Verhalten abkoppeln und andere Reaktionsmuster wählen
- Emotionen reflektieren
- Emotionsmonitoring und –management

Emotionswissen

- Unterschiedliche Intensitäten und Zusammensetzungen der Emotionen zu
- differenzieren und benennen
- Komplexe Emotionen verstehen
- Verständnis für gleichzeitig auftretende gegensätzliche Emotionen
- Weiterentwicklung einer Emotion in eine andere (intensivere Form)

Emotionsnutzung

- Nutzung der Emotionen zur Aufmerksamkeitslenkung
- Nutzung der Emotionen bei Entscheidungen und Handlungsplanung
- Nutzung der Emotionen, um verschiedene Perspektiven einnehmen zu können
- Willentliche Generierung von Emotionen, um mit Situation besser umgehen zu können

Emotionswahrnehmung

- Emotionale Inhalte bei sich und bei anderen wahrnehmen
- Emotionen adäquat ausdrücken
- Wahrnehmung von Emotionen an Objekten (Gebäuden, Kunstwerke usw.)
- Aufrichtige von unaufrichtigen Gefühlen unterscheiden

Abbildung 6: Hierarchische Strukturierung der vier Dimensionen der „Emotionale Intelligenz"

Die hierarchische Aufstellung der vier Dimensionen erscheint sehr nachvollziehbar zu sein, ist empirisch jedoch nicht unterstützt (Simchen, 2005).

Diese vier Facetten lassen sich im Weiteren zur „erfahrungsbasierten „Emotionale Intelligenz"" und zur „strategischen „Emotionale Intelligenz"" zusammenfassen.

Die „erfahrungsbasierte „Emotionale Intelligenz"" wird durch zwei Dimensionen erfasst: durch die „Emotionswahrnehmung" und „Emotionsnutzung". Die „Emotionswahrnehmung" der Probanden wird getestet, indem man verschiedene Emotionen an Gesichtern (Fotos) und an Bildern von Objekten, bzw. Landschaftsbildern wahrnimmt. Die „Emotionsnutzungsfähigkeit" gibt an, wie gut eine Person kognitive Prozesse, z.B. Entscheidungen mit Hilfe seiner Emotionen unterstützen kann.

Die „strategische „Emotionale Intelligenz"" setzt sich aus den Dimensionen „Emotionswissen" und „Emotionsregulation" zusammen. Die Facette „Emotionswissen" erfasst die Fähigkeit, komplexe Emotionen in Einzelteile zerlegen zu können, z.B. zu wissen, „dass Bosheit eine Kombination aus Neid und Aggression ist" *(Steinmayr et al., 2010),* aber auch das Wissen, dass bestimmte Emotionen mit Änderung der Situation oder Zeit in ein anderes Gefühl übergehen können.

Die „Emotionsregulationsfähigkeit" setzt den kompetenten Umgang mit den eigenen Gefühlen voraus, aber auch, diese in Situationen regeln zu können, in denen ebenfalls andere Personen beteiligt sind (Steinmayr et al, 2010). Bei diesen Aufgaben geht es unter anderem darum, die Wirksamkeit verschiedener Handlungsmöglichkeiten in emotionalen Problemlösesituationen zu beurteilen.

Abbildung 7 macht die eben beschriebene Strukturierung der Dimensionen und der Subtests des MSCEIT anschaulich.

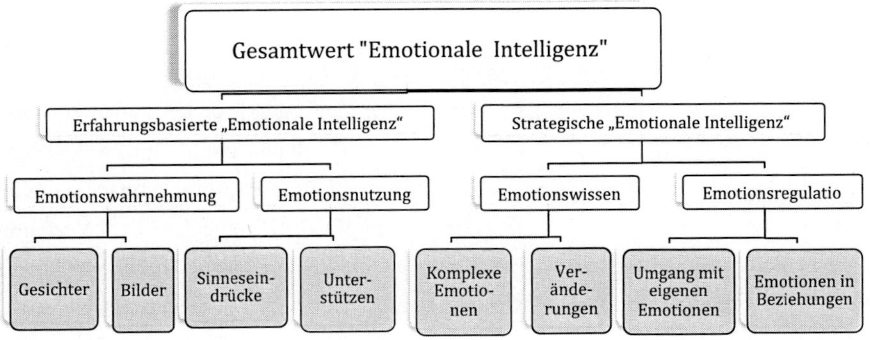

Abbildung 7: Strukturierung der Subtests des MSCEIT

Die Bearbeitungszeit des MSCEIT beträgt etwa 40 Minuten; die Auswertung erfolgte mit einem Auswerteprogramm des Hogrefe-Testsystems.

Nach der Dateneingabe werden vom Auswertungsprogramm für die vier Hauptdimensionen der „Emotionale Intelligenz" (Wahrnehmung, Nutzung, Wissen und Regulation von Emotionen) EIQs („Emotionale Intelligenz"quotienten) ermittelt. Diese Werte reichen – dem IQ ähnlich – von 55 bis 145 mit einem Mittelwert von 100 (SD=15).

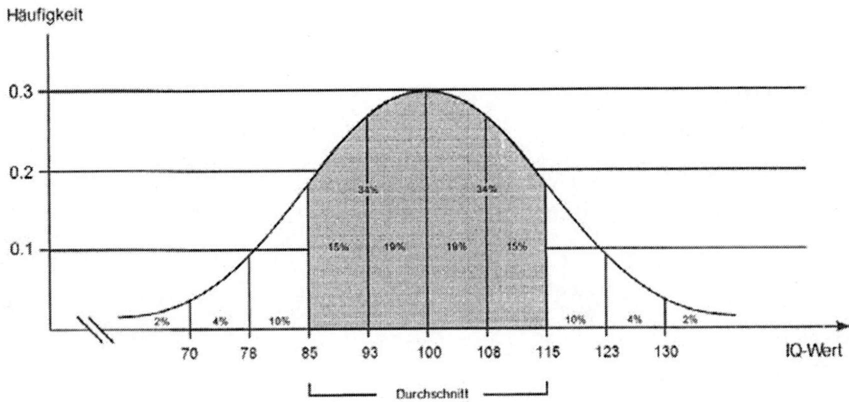

Abbildung 8: Normalverteilung der IQ Werte in der Allgemeinbevölkerung

5.2.2 MWT-B

Zur Ermittlung des verbalen Intelligenzniveaus der Probanden wurde der Mehrfachwahl- Wortschatz-Intelligenztest, Version „B“ herangezogen, welcher in den 70er Jahren von Lehr entwickelt und bis heute, immer wieder leicht modifiziert, bereits zum fünften Mal aufgelegt wurde. Der Test erlaubt wegen seiner Störungsunabhängigkeit eine verlässliche Einschätzung des prämorbiden IQ des Probandes. Das Verfahren wird in Papier-Bleistift Form durchgeführt. Die Bearbeitungsdauer inklusive Anweisung und Auswertung erfordert etwa 10 Minuten. Der MWT-B besteht aus 37 Wortreihen mit je fünf Wörtern – aus vier fiktiven und einem sinnvollem Wort. Die Aufgabe des Probanden besteht darin, in jeder Zeile das sinnvolle Wort zu finden und zu markieren. Ermittelt wird die Gesamtpunktezahl, deren Interpretation nach dem Prozentrang, dem Standardwert oder nach dem Intelligenzquotienten erfolgen kann. Aufgrund der gegebenen Rohpunkte erfolgt die Differenzierung des Intelligenzniveaus in fünf Stufen (sehr niedrige, niedrige, durchschnittliche, hohe und sehr hohe Intelligenz). In vorliegender Arbeit orientierte ich mich wegen der leichteren Vergleichbarkeit nach dem Intelligenzquotienten.

5.2.3 MADRS

Auch in der euthymen Phase kann die Stimmung der Patienten eine gewisse Tendenz zur gehobenen oder traurigen Richtung zeigen. Zur Einschätzung der Ausprägung der aktuellen Stimmung bzw. depressiven Symptomatik wurde die Montgomery-Asberg Depressions Rating Skala verwendet (1979). Die Skala wird im Rahmen eines Interviews ausgefüllt und soll 10 für die Depression bedeutsame Aspekte wie Stimmung, Antrieb, Schlaf, Konzentration und pessimistische bzw. suizidale Gedanken erfassen. Je höher der Summenwert der Skala, umso sicherer ist die Diagnose der Depression.

Erklärung der Skalierung:

0-12 asymptomatisch (remittiert)

13-21 leichte Ausprägung einer Depression

22-28 mäßige Ausprägung der Depression

29-60 schwere Depression (Neumann und Schulte, 1988.)

5.2.4 YMRS

Die Einschätzung der Ausprägung der aktuellen manischen Tendenz erfolgte mit der deutschen Version der Young Mania Rating Skala, die 11 für die Manie charakteristische Aspekte (gehobene Stimmung, gesteigerte Aktivität, sexuelles Interesse, Schlaf, Reizbarkeit, Sprachgeschwindigkeit, Sprach- und Denkstörungen, Denkinhalte, aggressiv-expansives Verhalten, äußeres Erscheinungsbild und die Krankheitseinsicht der Patienten) durch Beurteilung seitens des Facharztes oder Psychologen auf einer vierstufigen Skala beschreibt.

Je höher der Summenwert der Skala, umso sicherer ist die Ausprägung der manischen Symptomatik.

Einschätzung des manischen Zustandes:

≤ 5 asymptomatisch

6-10 leichte Ausprägung

11-17 mittelgradige Ausprägung

≥ 17 starke Ausprägung der Manie.

5.2.5 PSP

Die „Person and Social Performance Scale" ist eine Ratingskala mit insgesamt 100 Punkten, welche durch Fokusgruppen und Reliabilitätsstudien anhand der sozialen Funktionskompenenten des DSM-IV und der Social and Occupational Functioning Assessment Scale (Morosini, 2000) entwickelt wurde. Die Einstufung erfolgt in vier Hauptbereichen:

1. Sozial nützliche Aktivitäten, wie Arbeit und Studium

2. Persönliche und soziale Beziehungen

3. Selbstversorgung und

4. Störendes oder aggressives Verhalten.

Erläuterung des Bewertungsschemas der PSP- Skala:
Eine *leichte Störung* bedeutet keine offensichtlichen Schwierigkeiten in einem bestimmten sozialen Bereich, welche das Leben des Probandes nicht beeinträchtigen und die nur durch sehr vertraute Personen wahrnehmbar sind. *Offensichtliche Störungen* sind dagegen für jeden klar erkennbar, beeinträchtigen jedoch nicht wesentlich die Rolle der Person in diesem sozialen Bereich. *Ausgeprägte Schwierigkeiten* beeinträchtigen zwar die soziale Rolle, dennoch ist der Betroffene noch in der Lage, seine Aufgabe ohne professionelle Hilfe auszuführen. *Schwerwiegende Störungen* des Funktionsniveaus in bestimmten sozialen Bereichen bedeutet, dass der Betroffene unfähig ist, seine Rolle ohne Hilfe auszuüben.

Die Einschätzung der Funktionalität (ähnlich dem GAF) erfolgt auf qualitativem (völlig inadäquates Verhalten bis hervorragende Leistungsfähigkeit) und quantitativem (0-100 Punkte) Wege, wobei für den Gesamtwert folgende Richtlinien gelten:

71-100 Punkte: keine, oder nur leichte Schwierigkeiten
31-70 Punkte: unterschiedliche, bzw. mittelgradige Schwierigkeiten
0-30 Punkte: sehr niedriges Funktionsniveau. Der Betroffene benötigt intensive Unterstützung.

5.2.6 BSI

Der „Brief Symptom Inventory" (Franke, 2000) ist die Kurzversion der Symptomcheckliste (SCL 90-R) und wurde als diagnostisches Instrument bei der gesunden Kontrollgruppe für die Erfassung psychischer Belastungen herangezogen. Ein BSI Cut-Off-Wert von = 63 war Voraussetzung zur Teilnahme an der Studie.

5.2.7 BELP

Die Lebenszufriedenheit und Lebensqualität aller Probanden wurde mit dem Berliner Lebensqualitätsprofil ermittelt. BELP ist durch Übersetzung und Modifikation des „Lancashire Quality of Life Profile" von Priebe und Hoffman in seiner aktuellen Form entwickelt worden. Das Interview erfasst die subjektiv wahrgenommene Lebensqualität der Probanden durch die Selbstbeurteilung der Zufriedenheit und Bedürfnisse der

Probanden auf einer 7-stufigen Ratingskala (1: völlig unzufrieden, bis 7: völlig zufrieden). Die 11 Bereiche erfassen die persönlichen und soziodemographischen Daten, die allgemeine Lebenszufriedenheit, Arbeit und Ausbildung, Freizeit, Religion, finanzielle Lage, Wohnaspekte, Gesetzes- und Sicherheitswahrnehmung, Familienkonstellation, soziale Kontakte sowie das Gesundheitserleben der Probanden.

5.2.8 MINI

Mit Hilfe des „Mini Mental Neuropsychiatric Interview" (Ackenheil et al.1999) wurde bei der Patientengruppe die Diagnose „bipolar affektive Störung" verifiziert und das Ausschließen einer zusätzlichen Störung auf der Achse-1, welche für unsere Untersuchung einem Ausschlusskriterium gleichkommt, sichergestellt. M.I.N.I erfasst 16 Störungen auf der Achse-1 im DSM-IV und ICD-10. Die Durchführungszeit des Einzelinterviews beträgt etwa 15 Minuten.

5.2.9 SKID-II

Mit dem Strukturiertem Klinischen Interview für DSM-IV (Wittchen et al., 1993) wurden eventuelle Störungen der Achse-2 (von 12 möglichen Persönlichkeitsstörungen) ermittelt. SKID-II ist ein zweistufiges Verfahren, bestehend aus einem Selbstbeurteilungsfragebogen, welcher vom Probanden selbst ausgefüllt wird, und aus einem diagnostischen Interview, in dem die auffälligen Bereiche des Fragebogens genauer erläutert werden. Die durchschnittliche Durchführungszeit beträgt 15 Minuten.

5.3 Statistische Auswertung

Die statistische Datenanalyse erfolgte über das Programm SPSS (Statistical Package for the Social Science) Version 18.0. Die Prüfung auf signifikante Unterschiede zwischen den beiden Untersuchungsgruppen wurden mit Chiquadrat Test oder Fisher´s-Exact-Test errechnet.

Die Mittelwertvergleiche der normalverteilten Variablen wurden mit T-Test für unabhängige Stichproben, die Mittelwertvergleiche für nicht normalverteilten Variablen mit dem nicht-parametrischen Mann-Whitney Test ermittelt.

Die Prüfung signifikanter Zusammenhänge bei ordinalskalierten Variablen erfolgte durch Rangkorrelationen nach Spearman, wobei ein 5%-Signifikanzniveau berücksichtigt wurde.

Bei einigen Subtests, wo wegen dichotomer Merkmalsausprägung der Items keine Korrelationsrechnung sinnvoll war, wurden T-Tests für unabhängige Stichproben durchgeführt.

6 Fragestellung/Hypothesen

Da es bisher noch keine Untersuchung zur „Emotionale Intelligenz" in ihrer heutigen Bedeutung bei bipolar affektiven Störungen gibt, wurde die vorliegende empirische Studie darauf ausgerichtet, einerseits zu ermitteln, ob und auf welcher Weise „Emotionale Intelligenz" bei bipolaren Patienten mit Erkrankungsmerkmalen zusammenhängt; andererseits wurde die Ausprägung von „Emotionale Intelligenz" bei manisch depressiven Patienten und gesunden Kontrollpersonen verglichen. Da im deutschen Sprachraum noch keine vergleichbare Studie zur „Emotionale Intelligenz" bei bipolaren Störungen vorliegt, wurde hier erstmalig eine standardisierte Befragung zur Erhebung eingesetzt und mit gesunden Kontrollpersonen verglichen.

Aus der Forschungsliteratur und aus der klinischen Praxis wissen wir, dass die sozialen Funktionen bipolarer Patienten beeinträchtigt sind. Deshalb wird die Annahme gestellt, dass einerseits das allgemeine soziale Funktionsniveau und andererseits die „Emotionale Intelligenz" bei erkrankten Patienten im Vergleich zur Kontrollgruppe verringert sind. Auch wird angenommen, dass diese beiden Variablen zueinander in positivem Zusammenhang stehen.

Im Rahmen dieser Studie soll auch untersucht werden, ob der momentane affektive Zustand der aktuell stabilen Patientengruppe, nämlich a), die „Emotionale Intelligenz" und b), das soziale Funktionsniveau beeinflusst. Es wird angenommen, dass das Funktionsniveau und die gesamte „Emotionale Intelligenz" der Patienten umso niedriger sind, je mehr die aktuelle Stimmung der Patientengruppe depressive Tendenzen zeigt.

Da es die „Emotionale Intelligenz" durch Training verbessert werden kann, wurde angenommen dass diese mit dem Lebensalter und ev. mit der Erkrankungsdauer in positivem Zusammenhang steht. Je höher das Lebensalter (a), bzw. je länger die Erkrankungsdauer ist (b), umso höher sollte der Gesamtwert der „Emotionale Intelligenz" sein.

7 Ergebnisse

7.1 Deskriptive Statistik

7.1.1 Ergebnisse der soziodemographischen Vergleiche

Bezüglich Familienstand gab es einen schwach signifikanten Unterschied zwischen den beiden Untersuchungsgruppen: Unter den Patienten gab es mehr ledige und geschiedene Personen als bei den Kontrollen; bei den Kontrollen dagegen mehr Verheiratete. Tabelle 2 machte diese Unterschiede anschaulich:

	Familienstand		
	ledig	verheiratet	geschieden
Patienten *n=30*	**9** (30%)*	**13** (43,3%)*	**8** (26,7%)*
Kontrollgruppe *n*=30	**6** (20%)*	**21** (70%)*	**3** (10%)*

*$p \leq .05$; **$p \leq .01$

Tabelle 2: Familienstand der beiden Untersuchungsgruppen

Hochsignifikante Unterschiede gab es zwischen den beiden Untersuchungsgruppen bezüglich der Art der Wohngemeinschaft und der beruflichen Situation.

Aus Tabelle 3 ist zu entnehmen, dass unter den Kontrollpersonen signifikant mehr Personen eine vollzeitige Tätigkeit ausüben als in der Patientengruppe. Unter den bipolaren Personen gibt es signifikant mehr PensionistInnen als in der Kontrollgruppe.

Berufliche Situation

	Vollzeit	Teilzeit	Rente	Sonstiges
Patienten *n*=29	**4** (13,3%)**	**3** (10%)**	**12** (40%)**	**10** (37%)**
Kontrollgr. *n*=30	**18** (60%)**	**7** (23,3%)**	**2** (6,7%)**	**3** (8%)**

*$p \leq .05$; **$p \leq .01$

Legende: Sonstiges= Arbeitslos, Krankenstand, Hausfrau, Notstand, AZUBI

Tabelle 3: Berufliche Situation der beiden Untersuchungsgruppen

Tabelle 4 weist auf die Ergebnisse der Wohnsituationen der beiden Untersuchungsgruppen hin. Die Kontrollpersonen wohnen signifikant häufiger in Eigentumshäusern und Eigentumswohnungen, während Patienten häufiger in anderen Wohnsituationen wie Mietwohnung, betreutes Wohnen zu finden sind.

Wohngemeinschaft

	Alleine	mit Partner	mit Eltern
Patienten *n*=27	**12** (44%)**	**13** (48,1%)**	**2** (7,4%)**
Kontrollgruppe *n*=30	**2** (6,7%)**	**24** (80%)**	**4** (13,3%)**

*$p \leq .05$; **$p \leq .01$

Tabelle 4: Wohnsituationen der beiden Untersuchungsgruppen

Klinische Merkmale der Patienten

Durchschnittliches Alter beim ersten stationären Aufenthalt war 34,2 (SD=12,2) Jahre. Es gab zwischen Frauen und Männern keinen signifikanten Unterschied. Auch unterscheiden sich Frauen bzgl. Anzahl der Suizidversuche nicht signifikant von den Männern.

Tabelle 5 macht die Anzahl der stationären Aufenthalte und Suizidversuche der Patienten anschaulich.

	Stationäre Aufenthalte				**Suizidversuche**	
	keine	1	2-5	über 5	ja	nein
Patienten *n*=30	**2** (6,7%)	**5** (16,7%)	**13** (43,4%)	**10** (33,3%)	**6** (20%)	**24** (80%)

Tabelle 5: Anzahl der stationären Aufenthalte und der Suizidversuche der Patientengruppe

Abbildung 9 macht die ausgeprägte Auftretenshäufigkeit verschiedener psychiatrischer Erkrankungen in den Familien der Patientengruppe anschaulich.

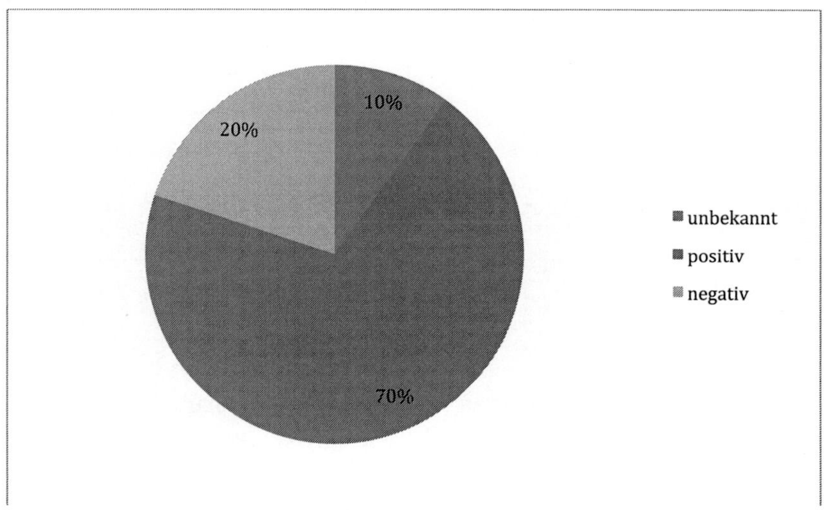

Abbildung 9: Auftretenshäufigkeit psychiatrischer Erkrankungen in der Familie der Patientengruppe

In der Familienanamnese der Kontrollpersonen konnten keine psychischen Erkrankungen ermittelt werden.

7.1.2 Ergebnisse der YMRS und MADRS

Auf der Depressionsskala MADRS und der Skala für Manie (YMRS) wurde die aktuelle Tendenz der Stimmung in eine manische oder depressive Richtung erfasst. Die mittleren Werte der Patienten auf beiden Skalen bewegen sich in asymptomatischen Bereichen.

	MADRS M (SD)	YMRS M (SD)
Patienten *n*=29	6.3 (3.3) Min=0; Max=15	5.3 (5.5) Min=0; Max=18

Tabelle 6: Durchschnittliche Werte der Patienten auf den Skalen der MADRS und YMRS

7.1.3 Ergebnisse des Berliner Lebensqualitätsprofils

	Durchschnittseinkommen	
	Eigenes M (SD)	Insgesamt mit Partner(in) M (SD)
Patienten *n*=29	1183.75 (491.47)	1867.69 (1533.55) **
Kontrollgr. *n*=30	1405.37 (625.93)	3164.58 (1423.44) **

*$p \leq .05$; **$p \leq .01$

Tabelle 7: Durchschnittseinkommen der Untersuchungsgruppen

Es zeigte sich zwischen der Patientengruppe und der Kontrollgruppe ein hochsignifikanter Unterschied im Gesamteinkommen (p=0.006), jedoch kein signifikanter Unterschied zwischen den beiden Untersuchungsgruppen bezüglich der *„Zufriedenheit mit ihrer finanziellen Lage"*.

Gesunde Kontrollpersonen nehmen auch signifikant häufiger an außerhäuslichen Aktivitäten (wie kulturelle Aktivitäten, Restaurantbesuche usw.) teil, als die Patientengruppe und weisen eine höhere Kontakthäufigkeit mit Freunden und Bekannten auf.

Bei allen anderen Zufriedenheitsvariablen war die mittlere Zufriedenheit bei den Kontrollpersonen höher als bei den Patienten.

Hochsignifikante bzw. signifikante Unterschiede zugunsten der Kontrollpersonen gab es hinsichtlich der *„Zufriedenheit der körperlichen und seelischen Gesundheit"* und der *„allgemeinen Lebenszufriedenheit"*.

Die gesunden Kontrollpersonen schätzen ihre Fähigkeiten, *„zwischenmenschliche Kontakte herstellen und pflegen zu können"* höher ein als die Patienten. Auch sind die

Kontrollpersonen signifikant zufriedener mit der *„Anzahl ihrer Freunde"* und der *„Beziehung zu den eigenen Kindern"* als die Patientengruppe.

Aus Abbildung 10 ist ersichtlich, dass bei den meisten Zufriedenheitsvariablen ein statistisch signifikanter Unterschied zwischen den beiden Untersuchungsgruppen zu finden war.

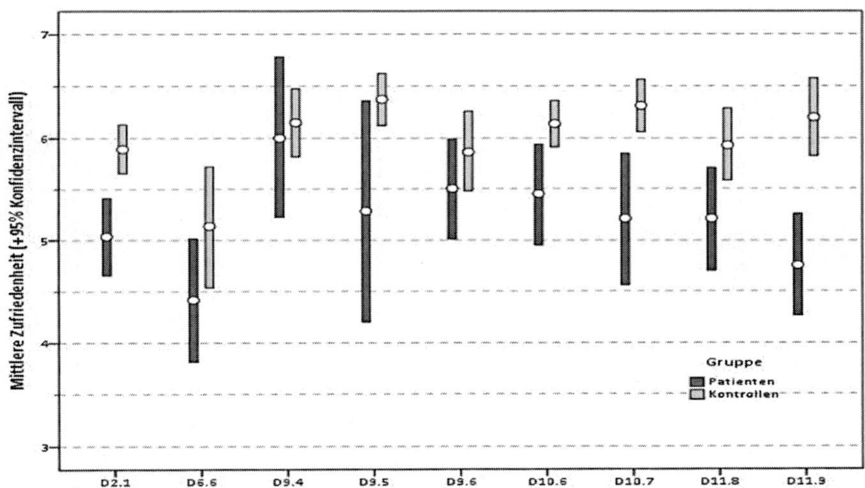

Abbildung 10: Zufriedenheitsvariablen der beiden Untersuchungsgruppen. Legende:

D2.1: Allgemeine Lebenszufriedenheit (p=0.0005) **

D6.6: Zufriedenheit mit der finanziellen Lage (p=0.086)n.s.

D9.4: Zufriedenheit mit der Partnerbeziehung (p=0.671) n.s.

D9.5: Zufriedenheit mit der Beziehung zu den eigenen Kindern (p=0.051) *

D9.6: Zufriedenheit mit der Beziehung zu sonstigen Familienmitgliedern (p=0.235) n.s.

D10.6: Zufriedenheit mit der eigenen Fähigkeit zwischenmenschliche Kontakte pflegen zu können (p=0.013) **

D10.7: Zufriedenheit mit der Anzahl der Freunde und aktiven Bekanntschaften (p=0.002) **

D11.8: Zufriedenheit mit der körperlichen Gesundheit (p=0.018) **

D11.9: Zufriedenheit mit der seelischen Gesundheit (p=0.0005) **

7.1.4 Ergebnisse der Funktionalitätsskalen

Mit der PSP-Skala wurde das soziale Funktionsniveau der Probanden bewertet.

Es zeigen sich zwischen Patientengruppe und Kontrollgruppe hochsignifikante Unterschiede im durchschnittlichen Gesamtwert des sozialen Funktionsniveaus.

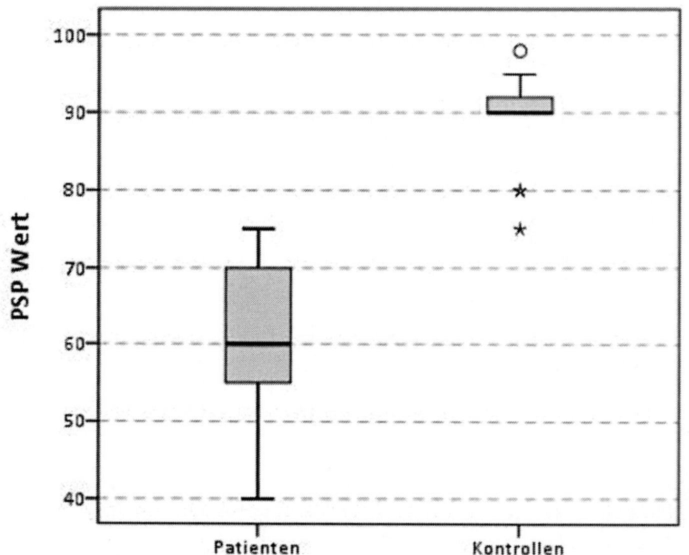

Abbildung 11: Boxplot des Gesamtwertes der Untersuchungsgruppen auf der PSP Skala

Mittlere PSP-Werte der Kontrollen war: **MW=90,2** (Min:75; Max: 98), der Patienten: **MW =61,0** (Min:40; Max:75) ; (p=0.0005).

Ein PSP-Wert zwischen **81-100 Punkten** spiegelt ein gutes bis ausgezeichnetes soziales Funktionsniveau wider. Die Person bewältigt Lebensprobleme adäquat und besitzt ein großes Repertoire an Interessen und sozialen Aktivitäten.

61-80 Punkte bedeuten offensichtliche bis leichte Schwierigkeiten in einem oder mehreren sozialen Bereichen.

≤60 Punkte spiegeln ein niedriges soziales Funktionsniveau wider mit ausgeprägten bis schwerwiegenden Schwierigkeiten in einem oder mehreren sozialen Lebensbereichen.

7.1.5 Ergebnisse der MWT-B

Mittels MWT-B wurde die verbale Intelligenz der Probanden untersucht. Der Mittelwertunterschied wurde mit T-Test für unabhängige Stichproben errechnet. Die gesunde Kontrollgruppe hatte bei gleichem Schulniveau und Ausbildungsdauer einen signifikant höheren verbalen IQ im Vergleich mit der Patientengruppe (p=0.029). Wie aus Tabelle 7 zu entnehmen ist, konnten die gesunden Kontrollen durchschnittlich zwei Wörter mehr als die Patientengruppe als sinnvolles Wort identifizieren.

	M (SD)	M (SD)
Patienten *n*=30	101.56 (10.33) *	26.76 (3.875) *
Kontrollgruppe *n*=30	109.633 (16.64) *	28.86 (4.47) *

*$p \leq .05$; **$p \leq .01$

Tabelle 8:Verbaler IQ der Untersuchungsgruppen / Anzahl der bekannten Wörter im MWT -B

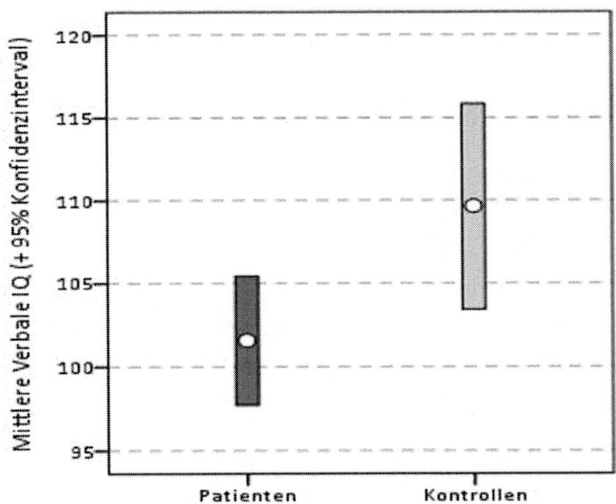

Abbildung 12: Mittlerer verbaler IQ der beiden Untersuchungsgruppen

7.1.6 Ergebnisse der MSCEIT

Die „Emotionale Intelligenz“ der Probanden wurde mit der deutschsprachigen Version des MSCEIT erfasst. Die Überprüfung signifikanter Unterschiede zwischen den beiden Untersuchungsgruppen wurde mit T-Tests für unabhängige Stichproben errechnet.

Aus der Tabelle 9 ist zu entnehmen, dass der mittlere Intelligenzquotient bzgl. Emotionswissen (p=0.018) und die strategische „Emotionale Intelligenz“ (p=0.042) bei der Kontrollgruppe signifikant höher ausfielen als bei der Patientengruppe. Alle anderen Dimensionen der „Emotionale Intelligenz“ unterschieden sich nicht signifikant voneinander im Vergleich der beiden Untersuchungsgruppen.

	„ Emotionswissen“ M (SD)	„ Strategische EI“ M (SD)
Patienten *n*=30	**83.9** (19.8) *	**82.8** (21.9) *
Kontrollgruppe *n*=30	**95.8** (18.2) *	**94.1** (20.2) *

**p*≤.05; ***p*≤.01

Tabelle 9: Intelligenzquotienten bzgl. Emotionswissen und strategische EI

7.2 Korrelationen

7.2.1 „Emotionale Intelligenz“ und Geschlecht

Bei dem Vergleich der „Emotionale Intelligenz“ bzgl. Geschlecht wurde klar, dass Frauen und Männer über alle Untersuchungsgruppen und in der Patientengruppe sich in keinen Dimensionen der „Emotionale Intelligenz“ unterscheiden.

Bei der Kontrollgruppe erzielten die Frauen in jeder Dimension der „Emotionale Intelligenz“ einen höheren mittleren Wert, und außer der Emotionsregulation in jeder Dimension einen signifikant höheren Wert als die Männer (Abbildung 13).

		Patienten			Kontrollen		
		Geschlecht			Geschlecht		
		m	w	Gesamt	m	w	Gesamt
Emotionale Wahrnehmung	Mittelwert	102,3	100,0	101,4	90,9	105,9	99,9
	SA	11,9	14,1	12,6	19,1	11,8	16,6
p-Wert (t-test)		0,636			0,027		
Emotionsnutzung	Mittelwert	101,2	96,3	99,2	92,9	108,1	102,0
	SA	15,7	14,4	15,1	12,3	14,0	15,1
p-Wert (t-test)		0,400			0,005		
Emotionswissen	Mittelwert	86,9	79,3	83,9	86,3	102,2	95,8
	SA	18,1	22,2	19,8	20,6	13,6	18,2
p-Wert (t-test)		0,311			0,017		
Emotionsregulation	Mittelwert	85,3	91,8	87,9	91,3	98,4	95,6
	SA	18,6	25,0	21,2	21,1	18,9	19,8
p-Wert (t-test)			0,421		0,348		
Erfahrungsbasierte EI	Mittelwert	102,2	98,4	100,7	90,2	107,7	100,7
	SA	14,0	12,5	13,3	15,2	13,8	16,6
p-Wert (t-test)		0,460			0,003		
Strategische EI	Mittelwert	82,8	82,7	82,8	86,5	99,2	94,1
	SA	19,8	25,6	21,9	21,6	18,2	20,2
p-Wert (t-test)		0,992			0,093		
Gesamt Emotionale Intel.	Mittelwert	93,1	89,3	91,6	86,2	105,6	97,8
	SA	17,3	19,6	18,0	17,9	17,2	19,7
p-Wert (t-test)		0,575			0,006		

Abbildung 13: Zusammenhänge zwischen Geschlecht und „Emotionale Intelligenz“

Im Vergleich der „Emotionale Intelligenz“ bzgl. Geschlechter und Untersuchungsgruppen wurde klar, dass die gesamte „Emotionale Intelligenz“ der Frauen der gesunden Kontrollgruppe signifikant höher war, als die der Frauen in der Patientengruppe.

Auch vier Dimensionen der „Emotionale Intelligenz“, und zwar das „Emotionswissen“, die „Emotionsnutzung“, die „Erfahrungsbasierte „Emotionale Intelligenz““ und die „Strategische Intelligenz“ wiesen ähnliche Ergebnisse auf (Abbildung 14).

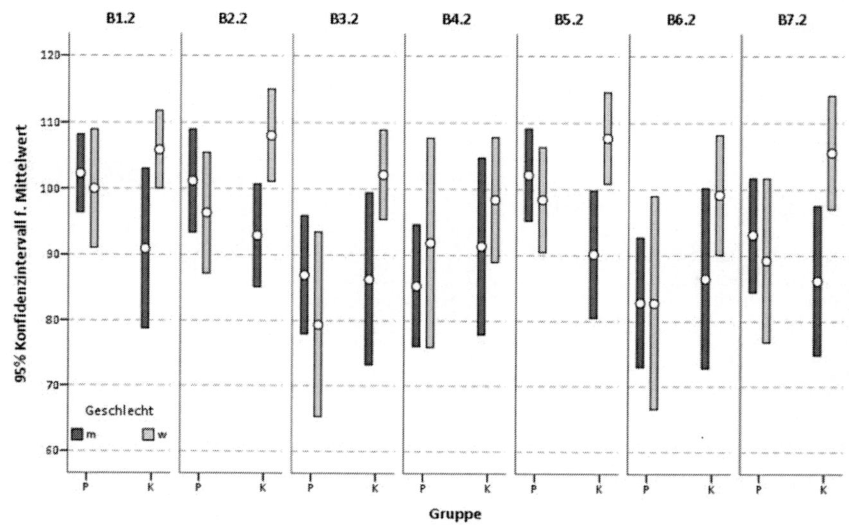

Abbildung 14: Mittlere „Emotionale Intelligenz" nach Geschlecht – 95 % Konfidenzintervalle

Legende: B1.2 = Emotionswahrnehmung
B2.2= Emotionsnutzung
B3.2= Emotionswissen
B4.2= Emotionsregulation
B5.2= Erfahrungsbasierte „Emotionale Intelligenz"
B6.2= Strategische „Emotionale Intelligenz"
B7.2= Gesamt- „Emotionale Intelligenz"
P= Patienten, K= Kontrollen, m= männlich, w= weiblich

Interessant ist, dass die Männer der gesunden Kontrollgruppe sich bei den meisten Dimensionen der *„Emotionale Intelligenz"* nicht signifikant von den Männern in der Patientengruppe unterschieden. In der *„Emotionswahrnehmung"* und bzgl. *„Erfahrungsbasierte Emotionale"* Intelligenz erzielten die gesunden Männer sogar signifikant niedrigere Werte als die Männer der Patientengruppe (Abbildung 14).

Wenn man diese Ergebnisse mit dem Ergebnis der Tabelle 9 vergleicht, sieht man, dass die signifikanten Unterschiede zwischen Patienten und Kontrollen nur durch die Frauen in der Kontrollgruppe zustande gekommen sind.

7.2.2 *„Emotionale Intelligenz" und Alter bzw. Erkrankungsdauer*

Die statistische Datenanalyse ergab unter anderem, dass das Alter und die Erkrankungsdauer der Patienten keinen signifikanten Einfluss auf die „Emotionale Intelligenz" haben.

7.2.3 *„Emotionale Intelligenz" und allgemeine Zufriedenheit*

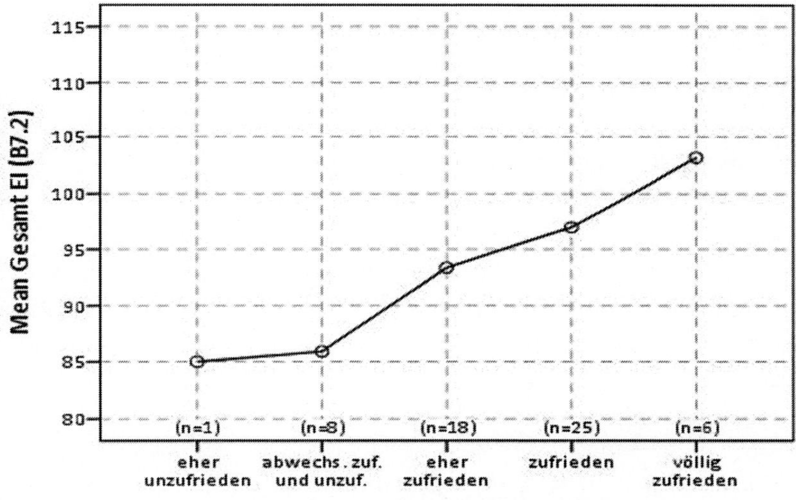

Abbildung 15: Spearman-Rangkorrelation zwischen „Emotionale Intelligenz" und allgemeiner Lebenszufriedenheit über die Gesamtstichprobe gerechnet

Wie man aus Abbildung 15 entnehmen kann, konnte zwischen „Emotionale Intelligenz" und allgemeiner Lebenszufriedenheit eine signifikante mittlere positive Korrelation (r=0.288) über die Gesamtstichprobe ermittelt werden.

7.2.4 *„Emotionale Intelligenz" und soziales Funktionsniveau*

Zwischen „Emotionale Intelligenz" und sozialem Funktionsniveau der Probanden gemessen auf der PSP Skala konnten über die Gesamtstichprobe keine Zusammenhänge ermittelt werden.

7.2.5 „Emotionale Intelligenz" und Depression

	MADRS
Emotionale Wahrnehmung	r= -.234
Emotionsnutzung	r= -.276
Emotionswissen	r= -.291
Emotionsregulation	r= -.233
Erfahrungsbasierte EI	r= -.258
Strategische EI	r= -.312*
Gesamt EI	r= -.379*
n=30	

*p≤.05; **p≤.01

Tabelle 10: Zusammenhang zwischen „Emotionale Intelligenz" und depressiven Tendenzen der Patientengruppe

Zwischen „Emotionale Intelligenz" und Ausprägung der depressiven Tendenz der Patienten wurde eine signifikante mittlere negative Korrelation ermittelt. Je höher der Wert der Depression der Patienten, desto niedriger war der Wert der „Emotionale Intelligenz".

7.2.6 „Emotionale Intelligenz" und verbale Intelligenz

Über die Gesamtstichprobe gerechnet wurde eine signifikante mittlere positive Korrelation (r=.32) zwischen der gesamten „Emotionale Intelligenz" und verbaler Intelligenz ermittelt. Je höher der verbale IQ der Probanden war, desto höher waren die Ausprägungen aller Dimensionen der „Emotionale Intelligenz".

Bei der Kontrollgruppe wurden signifikante Zusammenhänge gefunden zwischen „Gesamt „Emotionale Intelligenz"" und „verbaler IQ" (r=.338), zwischen „Strategischer Intelligenz" und „Verbaler IQ" (r=.402), zwischen „Emotionswahrnehmung" und „verbaler IQ" (r=.339) und zwischen „Emotionsregulation" und „verbaler IQ" (r=.345)

Bei der Patientengruppe konnte nur zwischen „Emotionswissen" und „verbaler IQ" eine hochsignifikante (r=.527) positive Korrelation festgestellt werden.

7.2.7 „Emotionale Intelligenz“ und Art der Ausbildung

Da die Art der Ausbildung eine ordinalskalierte Variable ist, wurde der Rangkorellationskoeffizient (rho) nach Spearman benutzt, um den Zusammenhang mit der „Emotionale Intelligenz“ zu prüfen.

Über die Gesamtstichprobe wurde eine schwache signifikante Korrelation(*r*=.25) zwischen „Emotionale Intelligenz“ und Art der Ausbildung ermittelt. Da bei der Kontrollgruppe jedoch keine statistisch signifikanten Zusammenhänge zwischen Art der Ausbildung und „Emotionale Intelligenz“ festgestellt werden konnten, kann man diesen Zusammenhang auf die Ergebnisse der Patientengruppe zurückführen.

In der Patientengruppe konnte dagegen zwischen „Emotionswissen“, „Emotionsregulation“, „Strategische „Emotionale Intelligenz““ und „Gesamt „Emotionale Intelligenz““ jeweils ein hoher positiver Zusammenhang mit der Art der Ausbildung festgestellt werden.

Dimensionen der „EI“	Ausbildungsart
“Emotionswissen”	*r*=.629** p-Wert<0.0005
„Emotionsregulation“	*r*=.484** p-Wert=0.007
„Strategische EI“	*r*=.621** p-Wert=0.000
„Gesamt EI“	*r*=.430* p-Wert=0.018

*$p \leq .05$; **$p \leq .01$

Tabelle 11: Korrelationen der Dimensionen der „Emotionale Intelligenz“ und Art der Ausbildung bei der Patientengruppe (n=30)

7.2.8 Soziales Funktionsniveau und Depression

Die statistische Datenanalyse ergab einen signifikanten negativen mittleren Zusammenhang (*r*= - .388)* zwischen PSP-Wert und Ausprägung der Depression der Patientengruppe. Je höher die aktuelle Tendenz zur Depression der Patienten ist, umso niedriger ist das soziale Funktionsniveau gemessen auf der PSP-Skala.

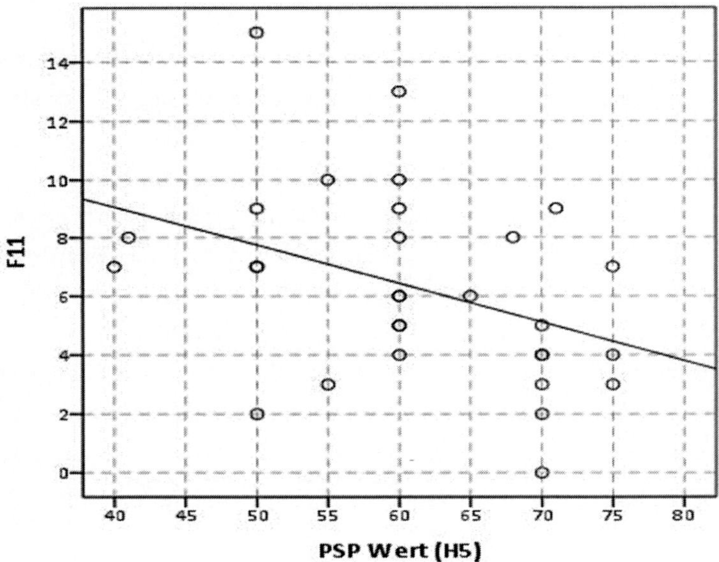

Abbildung 16: Scatterplot des Zusammenhangs zwischen sozialem Funktionsniveau und Depression

Legende: F11= Summenwert der Depression auf der Skala MADRS
PSP-Wert= Ausprägung des sozialen Funktionsniveaus auf der PSP Skala

8 Diskussion

Wenn auch nicht die Hauptrolle, jedoch ein wichtiger Faktor vorliegender Arbeit war die Ermittlung des psychosozialen Funktionsniveaus der Patienten, das sich bekannter Weise nach Manifestation der Erkrankung verringert und die Patienten stark belastet. Aus meiner empirischen Untersuchung wurde ersichtlich, dass der Gesamtwert dieser Variable – gemessen mit PSP – bei der bipolaren Patientengruppe erwartungsgemäß auch in der stabilen Phase signifikant niedriger ausfiel, als jenes der Kontrollgruppe. Diese Ergebnisse gehen mit der von Hoertnagel und Kollegen (2011) und von Brissos und Mitarbeiter (2008) konform.

Essentieller Marker für das „soziale Funktionieren" ist unter anderem die Fähigkeit, interpersonelle Beziehungen zu knüpfen und zu pflegen, welche bei den bipolaren Patienten offensichtlich wenig zufriedenstellend erlebt wird. In vorliegender Studie haben die Patienten im Berliner Lebensqualitätsprofil ihre Fähigkeiten, zwischenmenschliche Interaktionen zu gestalten, signifikant geringer eingeschätzt, als die gesunden Kontrollen. Dieses Ergebnis geht mit den Feststellungen von Lopez (2004), Dickerson et al. (2001) und Bellack et al. (1994) konform.

In vorliegender Arbeit wurden signifikante Unterschiede bezüglich Familienstand, Art der Wohnsituation, Art der Wohngemeinschaft und der beruflichen Situation zwischen den beiden Untersuchungsgruppen ermittelt. 43 % der Patienten sind verheiratet, 27 % geschieden und 30% ledig, während 70 % der Kontrollpersonen verheiratet und 10 % geschieden und 20 % ledig sind. Kontrollen wohnen signifikant häufiger in Eigenheimen, während Patienten häufiger in einer Mietwohnung zu finden sind. 52 % der Patienten wohnen alleine oder bei ihren Eltern, während 80 % der Kontrollpersonen mit Partner(in) im gemeinsamen Haushalt leben. Die Ergebnisse meiner Untersuchung ergaben auch, dass manisch-depressive Personen signifikant häufiger in (Früh-) Pension sind, Teilzeitkräfte oder im Krankenstand sind, als die gesunden Kontrollgruppe.

All diese mangelhaften sozialen Aspekte unterstützen meine Wahrnehmungen, dass der starke Leidensdruck der Patienten hauptsächlich darin besteht, kaum qualitative (aber auch quantitative) Beziehungen und adäquate Wohnmöglichkeiten zu haben. Auch ein passender Beruf und eine befriedigende Arbeitsstelle sind wichtige soziale Funktionen und häufig unerfüllter Wunsch der bipolaren Patienten.

Die Höhe der angegebenen Häufigkeit an sozialen Aktivitäten (wöchentlich) teilzunehmen und die Frequenz der zwischenmenschlichen Beziehungen (zu den eigenen Kindern und zu Bekannten), aber auch, diese positiv zu erleben ist ein kräftiger sozialer Marker, welcher bei den Patienten entsprechend meinen Erwartungen signifikant geringer ausfiel und mit den Ergebnissen der Untersuchungen von Bellack et al. (1994) konform geht.

Die mittlere Zufriedenheit aller Variablen des Berliner Lebensqualitätsprofils war bei den Patienten geringer ausgeprägt als bei den Kontrollpersonen. Insbesondere die allgemeine Lebenszufriedenheit, die Zufriedenheit mit der körperlichen und seelischen Gesundheit, die Zufriedenheit mit der Anzahl der Freunde und die Zufriedenheit mit der eigenen Fähigkeit zu interpersonellen Interaktionen war bei den Patienten signifikant geringer als bei der Kontrollgruppe.

Es wurde schon des Öfteren diskutiert, ob diese soziale Defizite (Beziehungen zu pflegen, adäquate Wohnmöglichkeiten und Arbeitsstellen zu finden) charakteristisch für die Krankheitsphasen sind, oder ob sie auch die euthymen Perioden überdauern. Die Ergebnisse meiner Untersuchung lassen darauf schließen, dass die ermittelten sozialen Aspekte, das allgemeine soziale Funktionsniveau und die persönlich wahrgenommene Lebensqualität der Patientengruppe auch in der symptomfreien Phase herabgesetzt sind. Diese Schlussfolgerung scheint die Aussagen der Studien von Hoertnagl und Kollegen (2011) und von Brissos und Mitarbeiter (2008) zu unterstützen.

Entsprechend meinen Erwartungen konnte auch bestätigt werden, dass die aktuelle affektive Ausrichtung der Patientengruppe einen signifikanten Einfluss auf die soziale Funktionalität hat. Je stärker die Ausprägung der depressiven Tendenz der Patienten – gemessen auf der MADRS – war, umso niedriger fiel der Gesamtwert des Funktionsniveaus aus.

Aus den Untersuchungen von Hertel (2007), Knöpper (2006) und Woltersdorf (2007), die klinische Patienten mit Schizophrenie, unipolarer Depression und Substanzabusus mit Kontrollpersonen verglichen, wissen wir, dass die „Emotionale Intelligenz" bei allen drei Patientengruppen signifikant niedriger war als die von gesunden Personen. Aus diesem Grund nahm ich auch an, dass der Gesamtwert der „Emotionale Intelligenz" der bipolaren Patientengruppe geringer sein würde, als der der gesunden

Kontrollgruppe. In vorliegender Arbeit ergaben sich hingegen statistisch signifikante Unterschiede zwischen den beiden Untersuchungsgruppen in den Dimensionen *„emotionales Wissen" und „strategische „Emotionale Intelligenz""*. Die Patientengruppe erzielte in diesen beiden Facetten der „Emotionale Intelligenz" signifikant niedrigere Werte als die gesunde Kontrollgruppe. In den anderen Dimensionen der „Emotionale Intelligenz" unterscheiden sich die beiden Untersuchungsgruppen entgegen meinen Erwartungen nicht statistisch signifikant voneinander. Diese Ergebnisse gehen mit den Resultaten der Studie von Hansenne und Kollegen (2009) konform.

Die Tatsache, dass meine klinischen Probanden zwar Krankheitsträger sind, jedoch in den letzten 6 Monaten eine stabile Psychopathologie aufwiesen (im Gegensatz zu den klinischen Patienten der Studie von Hertel, Knöpper und Woltersdorf), lässt darauf schließen, dass „Emotionale Intelligenz" ein vom Krankheitszustand abhängiges Merkmal ist. Aus der Untersuchung von Hertel (2007) wissen wir, dass „Emotionale Intelligenz" bei unipolaren Depressionen weder mit der Erkrankungsdauer noch mit dem Lebensalter und Geschlecht zusammenhängt. Diese Aussage konnte auch durch meine Untersuchung bestätigt werden.

In vorliegender Arbeit konnte bei gleichem Schulbildungsniveau und gleicher Ausbildungszeit ein signifikant niedrigerer verbaler IQ bei der Patientengruppe im Vergleich mit der gesunden Kontrollgruppe festgestellt werden. Diese Beeinträchtigung könnte auf die aktuelle (eher negativ getönte) Grundstimmung zurückgeführt werden .

Es wurde auch ermittelt, dass die verbale IQ mit der gesamt „Emotionale Intelligenz" bei der gesunden Kontrollgruppe signifikant korreliert, während bei der Patientengruppe verbale IQ mit dem *„Emotionswissen"* jedoch nicht mit dem Gesamtwert der *„Emotionale Intelligenz"* zusammenhängt. Diese Ergebnisse stimmen mit den Ergebnissen von Woltersdorf (2007) überein, die ebenfalls keinen Zusammenhang zwischen „Emotionale Intelligenz" und verbale IQ bei den schizophrenen Patienten fand.

Interessanterweise scheinen *„Emotionale Intelligenz"* und die Art der Ausbildung bei den Patienten stark miteinander zusammenzuhängen. Diese Korrelation konnte bei den Kontrollpersonen nicht ermittelt werden.

Erwartungsgemäß lassen sich alle Dimensionen der „Emotionale Intelligenz" der Patienten von der jeweiligen Ausprägung der Tendenz zur Depression beeinflussen. Je stärker die aktuelle Depression ausgeprägt ist, umso niedriger war die „Emotionale Intelligenz". Diese Ergebnisse gehen mit den Aussagen von Gray und Kollegen (2006) konform, die ebenfalls ermitteln konnten, dass bipolare Patienten in der depressiven Phase Störungen der Emotionswahrnehmung aufweisen.

Obwohl das allgemeine soziale Funktionalitätsniveau der Patientengruppe signifikant niedriger war als das der Kontrollgruppe und auch von der negativen Ausrichtung der Stimmung beeinflussbar zu sein scheint, zeigt diese Variable mit „Emotionale Intelligenz" keinen signifikanten Zusammenhang. Diese Ergebnisse widersprechen den Aussagen von Petrides und Kollegen (2004) und Bracket und Mayer (2004), die annehmen, dass „Emotionale Intelligenz" Einfluss auf die soziale Funktionalität hat.

9 Schlussfolgerungen

Soziale Kompetenzen und das allgemeine soziale Funktionsniveau scheinen charakteristische Marker für die bipolare Erkrankung zu sein, die – unabhängig vom Zustandsbild – also auch in der stabilen Phase – beeinträchtigt sind. Niedrige soziale Kompetenzen gehen mit geringer Lebenszufriedenheit und verringerter subjektiver Lebensqualität einher.

Da im Gesamtwert der „Emotionale Intelligenz" kein Unterschied zwischen Kontrollgruppe und Patientengruppe mit stabiler Psychopathologie festgestellt werden konnte, scheint diese – im Gegensatz zum sozialen Funktionsniveau – ein vom Krankheitszustand abhängiges Merkmal zu sein.

Zwei Dimensionen der „Emotionale Intelligenz", und zwar Emotionswissen und strategische Intelligenz, waren bei der Patientengruppe signifikant niedriger als bei den Kontrollen, wobei Emotionswissen einen Teil strategischer Intelligenz darstellt. Emotionswissen steht mit dem verbalen IQ der Patienten (die bei gleicher Schulbildung und -dauer einen wesentlich geringeren IQ als die Kontrollen aufweisen) in signifikant positivem Zusammenhang, was darauf deutet, dass diese Facette der „Emotionale Intelligenz" weniger eine emotionale, sondern vielmehr eine mentale Fähigkeit ist.

„Emotionale Intelligenz" und soziales Funktionsniveau korrelieren nicht miteinander. Die Ergebnisse meiner Untersuchung lassen mich vermuten, dass die Fähigkeit, sozial erfolgreich funktionieren zu können, nicht in erster Linie von der Fähigkeit der emotionalen Informationsverarbeitung, sondern stärker von operativen Einheiten der Persönlichkeit bzw. „Ich-Faktoren" wie Willensstärke, Konfliktfähigkeit, Entschlossenheit und Ausdauer, aber auch von sprachlichen Komponenten bzw. dem verbalen IQ abhängt.

„Emotionale Intelligenz" scheint auch ein wichtiger Faktor für die subjektiv wahrgenommene Lebensqualität und Lebenszufriedenheit zu sein; sie wird stark von der aktuellen Stimmung und vom Krankheitszustand beeinflusst und dient wahrscheinlich für Interaktionen im dyadischen Kontext. Die Verfügbarkeit bestimmter emotionaler

Fähigkeiten wird bei Personen mit einer Disposition zu affektiven Störungen stimmungsabhängig beeinträchtigt, die die Lebenszufriedenheit und Lebensqualität stark beeinflussen. Diese Fähigkeiten haben jedoch auf das soziale Funktionsniveau (im Sinne von Kontakte pflegen, adäquate Wohnmöglichkeiten und eine Arbeitsstelle zu besitzen) nur geringfügigen Einfluss.

Die unterschiedlichen Ergebnisse verschiedener Studien würde ich damit erklären, dass diese meistens völlig andere Konstrukte messen, welche verständlicherweise unterschiedliche Operationalisierungen erfordern.

Literaturverzeichnis

Ackenheil M, Stotz G, Dietz-Bauer R&VOssen A. M.I.N.I. Mini International Neuropsychiatric Interview. German Version 5.0.0. München: DSM-IV. 1999,

Addington J, Addington D. Facial affect recognition and information processing in schizophrenia and bipolar disorder. Schizophr Res. 1998;32(3):171-81.

American Psychiatric Association. Global Assessment of Functioning Scale. 1994.

Barchard KA, Hakstian AR. The Nature and Measurement of Emotional IntelligenceAbilities: Basic Dimensions and Their Relationships with Other Cognitive Ability and Personality Variables. Educational and Psychological Measurement. 2004; 64(3), 437-462.

Bar-On R. The Bar-On Emotional Quotient Inventory (EQ-i). A Test of Emotional Intelligence. Toronto: Multi-Health Systems.1997.

Bastian VA, Burns NR, Nettelbeck T. Emotional intelligence predicts life skills, but not as well as personality and cognitive abilities. Personality and Individual Differences. 2005; 39(6), 1135-1145.

Bellack AS, Sayers M, Mueser KT, Bennett M. Evaluation of social problem solving in schizophrenia. J Abnorm Psychol. 1994;103(2):371-8.

Bellivier F, Golmard JL, Henry C, Leboyer M & Schurhoff F. Admixture analysis of age of onset in bipolar I affective disorder. Archives of General Psychiatry. 2001; 58, 510-512.

Bestelmeyer PE, Tatler BW, Phillips LH, Fraser G, Benson PJ, St Clair D. Global visual scanning abnormalities in schizophrenia and bipolar disorder. Schizophr Res. 2006; 87(1-3):212-22.

Brackett MA, Mayer JD, Warner RM. Emotional intelligence and its relations to everyday behaviour. Personality and Individual Differences. 2004; 36(6), 1387-1402.

Brackett M, Palomera R, Mojsa-Kaja J, Reyes M & SAlovey P. Emotional regulation ability, burnout, and job satisfaction among British secondary-school teachers. Psychology in the Schools. 2010; 47, 406-417.

Brissos S, Dias VV, Kapczinski F. Cognitive performance and quality of life in bipolar disorder. Can J Psychiatry. 2008; Aug;53(8):517 24.

Brown RF, Schutte NS: Direct and indirect relationships between emotional intelligence and subjective fatigue in university students. Journal of Psychosomatic Research. 2006; 60(6), 585-593.

Brüne M, Abdel-Hamid M, Lehmkämper C, Sonntag C. Mental state attribution, neurocognitive functioning, and psychopathology: what predicts poor social competence in schizophrenia best? Schizophr Res. 2007;92(1-3):151-9.

Brüne M, Juckel G. Social cognition in schizophrenia. Mentalising and psychosocial functioning. Nervenarzt. 2010;81(3):339-46. 47.

Bora E, Vahip S, Gonul AS, Akdeniz F, Alkan M, Ogut M, et al. Evidence for theory of mind deficits in euthymic patients with bipolar disorder. Acta Psychiatr Scand. 2005;112(2):110-6.

Bora E, Gökçen S, Veznedaroglu B. Empathic abilities in people with schizophrenia. Psychiatry Res. 2008;160(1):23-9.

Carpenter D, Clarkin JF, Glick ID & Wilner PJ. Personality and pathology among married adults with bipolar disorder. Journal of affective Disorders. 1995; 34, 269-274.

Cooper RK, Sawaf A. Executive EQ emotional intelligence in leadership and organizations. New York: Grosset/Putnum.1997.

Daus CS. The case for an ability-based model of emotional intelligence. In K. R. Murphy (Ed.). A critique of emotional intelligence 2006;(pp. 301-324).

Davis SK, Humprey N. The influence of emotional intelligence (EI) on coping and mental health in adolescence: Divergent roles for trait and ability EI. J. Adolesc. 2012 Oct;35(5):1369-79.

Dawda D, Hart SD. Assessing emotional intelligence: Reliability and validity oft he Bar-On Emotional Quotient Inventory (EQ-i) in university students. Personality and Individual Differences. 2000;28(4), 797-812.

Dickerson FB, Sommerville J, Origoni AE, Ringel NB, Parente F. Outpatients with schizophrenia and bipolar I disorder: Do they differ in their cognitive and social functioning? Psychiatry Res. 2001;102(1):21-7.

Feyerherm A & Rice C. Emotional intelligence and team performance: The good, the bad and the ugly. International Journal of Organisational Analysis. 2002;10(4), 343-362.

Franke H. BSI. Brief Symptom Inventory – Deutsche Version. Manual. Göttingen: Beltz; 2000.

Freeman MP, Freeman SA & McElroy SL. The comorbidity of bipolar and anxiety disorders: prevalence, psychobiology and treatment issues. Journal of Affective Disorders, 2002; 68,1-23.

Fonagy P, Gergely G, Jurist E, Target M. Affektregulierung, Mentalisierung und die Entwicklung des Selbst. Stuttgart: Klett–Cotta.2002.

Gardner H. Frames of mind: The theory of multiple intelligences. New York: Basic Books.1983.

George J. Emotions and leadership: The role of emotional intelligence in leadership and Organisations. 2000; 53,1027-1055.

Goleman D. Emotional intelligence: Why it can matter more than IQ. New York: Bantham Books. 1995.

Goldenberg I, Matheson K, Mantler J. The assessment of emotional intelligence: A comparison of performance-based and self-report methodologies. Journal of Personality Assessment. 2006; 86(1), 33-45.

Gray J, Venn H, Montagne B, Murray L, Burt M, Frigerio E, et al. Bipolar patients showmood-congruent biases in sensitivity to facial expressions of emotion when exhibiting depressed symptoms, but not when exhibiting manic symptoms. Cogn. Neuropsychiatry. 2006;11(6):505-20.

Gur RC, Erwin RJ, Gur RE, Zwil AS, Heimberg C, Kraemer HC. Facial emotion discrimination: II. Behavioral findings in depression. Psychiatry Res. 1992;42(3):241-51.

Hansenne M, Bianchi J. Emotional intelligence and personality in major depression: trait versus state effects. Psychiatry Res. 2009;166(1):63-8.

Harmer CJ, Grayson L, Goodwin GM. Enhanced recognition of disgust in bipolar illness. Biol Psychiatry. 2002;51(4):298-304.

Hautzinger M. Kognitive Verhaltenstherapie bei Depressionen. Beltz.2003.

Hautzinger M.&Meyer TD. Bipolar affektive Störungen. Hogrefe. 2011.

Hertel J. Emotional Abilities: What do different measures predict? Digitale Dissertation. Verfügbar unter: http://archiv.tu-chemnitz.de/pub/2007/0207/data/dissertation_JHErtel.pdf(25.08.2010)

Hess U, Blairy S. Set of emotional facial stimuli. Montreal: Department of Psychology, University of Quebec at Montreal.1995.

Hoertnagl C, Mühlbacher M, Biedermann F, Yalcin N, Baumgartner S, Schwitzer G, et al. Facial emotion recognition and its relationship to subjective and functional outcomes in remitted patients with bipolar disorder. Bipolar Disorders. 2011.

Hofer A. Entwicklungspsychologische Grundlagen der Theory of Mind und ihre Bedeutung für psychiatrische Erkrankungen. Psychiatrie & Psychotherapie. 2008;4(4):121 - 5.

Judd LL, Akiskal HS, Schettler PJ, Coryell W, Endicott J, Maser JD, Solomon DA, Leon AC&Keller MB. A prospective investigation of the natural history of the long-term weeklysymptomatic status of bipolar II disorder. Arch. Gen. Psychiatry, 2003;60:261-269.

Keck PE Jr, McElroy SL, Strakowski SM, West SA, Sax KW, Hawkins JM, Huber TJ,Newman RM& DePriest M. Outcome and comorbidity in first compared with multiple - episode mania. Journal of Nervous and Mental Disease.1995;183, 320-324.

Knöpper A. Alexithymie, „Emotionale Intelligenz“ und ihre Erfassung bei depressiven Patienten und gesunden Probanden. Inaugural Dissertation. Münster, 2006.

Lahera G, Benito A, Gonzalez-Barroso A, Guardiola R, Herrera S, Muchada B, Cojedor N, Fernandez-Liria A. Social-cognitive bias and depressive symptoms in outpatients with bipolar disorder. Depress Res Treat. 2012; 2012:670549.

Lahera G, Montes JM, Benito A, Valdivia M, Medina E, Mirapeix I, et al. Theory of mind deficit in bipolar disorder: is it related to a previous history of psychotic symptoms? Psychiatry Res. 2008;161(3):309-17.

Lane RD. LEAS scoring manual & glossary. Tucson: University of Arizona Health.1991.

Lane RD, Schwartz EM. Levels of emotional awareness: A cognitive-developmental theory-and its application to psychopathology. American Journal of Psychiatry.1987; 144(4), 133-143.

Langenecker SA, Bieliauskas LA, Rapport LJ, Zubieta J-K, Wilde EA&Berent S. Face emotion perception and executive functioning deficits in depression. Journal of Clinical and Experimental Neuropsychology. 2005;*27*, 320-333.

Lembke A, Ketter TA. Impaired recognition of facial emotion in mania. Am J Psychiatry. 2002;159(2):302-4.

Leuner B. Emotional intelligence and emancipation. A psychodynamic study on women. Prax Kinderpsychol Kinderpsychiatr. 1966;15(6):196-203.

Lewicki P, Hill T&Czyzewska M. Nonconscious acquisition of information. American Psychologist. 1992;47(6),796-801.

Lieble TL, Snell WE. Borderline personality disorder and multiple aspects of emotional intelligence. Personality and Individual Differences. 2004; 37(2), 393-404.

Lloyd SJ, Malek-Ahmadi M, Barclay K, Fernandez MR, Chartrand MS: Emotional intelligence (EI) as a predictor of depression status in older adults. Arch Gerontol Geriatr. 2012; Nov-Dec;55(3):570-3.

Lopez PN, Brackett MA, Nezlek JB, SChütz A, Sellin I, Salovey P: Emotional intelligence and social interaction. Personality and Social Psychological Bulletin. 2004; 30(8), 1018-1034.

Loughland C.M., Williams L.M., Gordon E. Schizophrenia and affective disorder show different visual scanning behavior for faces: a trait versus state-based distinction? Biol. Psychiatry. 2002;52(4):338-48.

Martins A, Rmalho N, Morin E. A comprehensive meta-analysis of the relationship between Emotional Intelligence and health. Personality and Individual Differences. 2010; 49(6),554-564.

Mayer JD, Salovey P, Caruso DR, Sitarenios G. Measuring emotional intelligence with the MSCEIT V2.0. Emotion. 2003;3(1):97-105.

Mayer JD, Geher G. Emotional intelligence and the identification of emotion. Intelligence.1996; 22(2), 89-114.

Mayer JD, Salovey P & Caruso DR. Emotional intelligence: Theory, Findings, and Implications. Psychological Inquiry. 2004;15, 97-215.

Mayer JD, Salovey P, Caruso DR. Multifactor Emotional Intelligence Scale, student version. Durham: Authors. 1997.

McElroy SE, Altshuler L, Suppes T, Keck PE, Frye MA, Denicoff KD, Nolen WA, Kupka R, Leverich GS, Rochussen JR, Rush AJ& Post RM. Axis I psychiatric comorbidity and its relationship with historical illness variables in 288 patients with bipolar disorder. American Journal of Psychiatry. 2001;158, 420-426.

Meyer TD, Hautzinger M. Manisch-depressive Störungen. Weinheim, Basel, Berlin: Beltz. 2004.

Montag C, Ehrlich A, Neuhaus K, Dziobek I, Heekeren HR, Heinz A, et al. Theory of mind impairments in euthymic bipolar patients. J Affect Disord. 2010;123(1-3):264-9.

Montgomery SA, Asberg M. A new depression scale designed to be sensitive to change. British Journal of Psychiatry. 1979;134:382-389.

Montgomery SA, Cassano GB. Management of Bipolar Disorder.Informations Health Care: 5ff.

Morosini PL, Magliano L, Brambilla L, Ugolini S, Pioli R. Development, reliability and acceptability of a new version of the DSM-IV Social and Occupational Functioning Assessment Scale (SOFAS) to assess routine social functioning. Acta Psychiatr Scand. 2000;101(4):323-9. Epub 2000/04/27.

Murray CJ, Lopez AD: Evidence-based health policy-lessons from the Global Burden of Disease Study. 1996; Science 274:740-743.

Neubauer AC, Freudenthaler HH. Modelle „Emotionale Intelligenz". In Schulze R, Freund PA& Roberts RD. (Hrsg.). „Emotionale Intelligenz". Ein internationales Handbuch. Göttingen: Hogrefe. 2006.

Pau A, Rowland ML, Naidoo S, Kadir RA, Makrynika E, Moraru R, Huang B, Croucher R. Emotional Intelligence and Perceived Stress in Dental Undergraduates: A Multinational Survey. Journal of Dental Education. 2007; 71(2), 197-207.

Payne W. A study of emotion: developing emotional intelligence; self-integration; relating to fear, pain and desire [Dissertation]. Cincinnati: The Union for Experimenting Colleges and Universities (now The Union Institute); 1985.

Petrides KV, Frederickson N, Furnham A. The role of trait emotional intelligence in academicperformance and deviant behavior at school. Personality and Individual Differences. 2004;36(2), 277-293.

Piaget, J. Az értelmi fejlődés szakaszai. In: J. Piaget (Ed), Válogatott tanulmányok. Budapest: Gondolat Kiadó. 1956;66-75.

Piccini A, Catena M, Der-Debbio A, Marazziti D, Monje C, Schiavi E, Mariotti A, Bianchi C, Palla A, Roncaglia I, Carlini M, Pini S, DellÓsso L. Health-related quality of life and functioning in remitted bipolar I outpatients. Compr. Psychiatry.2007 Jul-Aug;48(4):323-8.

Regier DA, Farmer ME, Rae DS, Lock BZ Keith SJ, Judd LL& Goodwin FK. Comorbidity of mental disorders with alcohol and other drug abuse; results from the Epidemiologic-Catchment Area (ECA) study. Journal of the American Medical Association. 1990; 264, 2511-2518.

Roiser J, Farmer A, Lam D, Burke A, O'Neill N, Keating S, et al. The effect of positive mood induction on emotional processing in euthymic individuals with bipolar disorder andcontrols. Psychol Med. 2009;39(5):785-91.

Saarni, C. The Development of Emotional Competence. New York: Guilford Press;1999.

Saklofske DH, Austin EJ, Galloway J, Davidson K. Individual difference correlates of health-related behaviours: preliminary evidence for links between emotional intelligence and coping. Personality and Individual Differences. 2007; 42(2), 491-502.

Saklofske DH, Austin EJ, Minski PS. Factor structure and validity of a trat emotional intelligence measure. Personality and Individual Differences. 2003;34(4)707-721.

Salovey P, Mayer J. Emotional Intelligence. Imagination, Cognition and Personality. 1990; p. 185-211.

Salovey P, Mayer JD, Goldman SL, Turvey C, Palfai TP. Emotional attention, clarity and repair: exploring emotional intelligence using the Trait Meta-mood Scale. In J.W.Pennebaker (Ed.), Emotion, disclosure and health . Washington, DC: American Psychological Association. 1995; pp. 125–151.

Samamé C, Martino DJ, Strejilevich SA. Social cognition in euthymic bipolar disorder: systematic review and meta-analytic approach. Acta Psychiatr Scand. 2012 Apr;125(4):266-80.

Schaefer KL, Baumann J, Rich BA, Luckenbaugh DA, Zarate CAJ. Perception of facialemotion in adults with bipolar or unipolar depression and controls. J Psychiatr Res. 2010 Dec;44(16):1229-35.

Schulze R, Roberts RD, Zeidner M, Matthews G& Kuhn J-T. Theorie, Messung und Anwendungsfelder „Emotionale Intelligenz“: Rahmenkonzepte. In Schulze, R, Freund PA & Roberts RD.(Hrsg.). „Emotionale Intelligenz“. Ein internationales Handbuch. Göttingen: Hogrefe; 2006.

Schutte NS, Malouff JM, Hall LE, Haggerty DJ, Cooper JT, Golden CJ, Dornheim L. Development and validation of a measure of emotional intelligence. Personality and Individual Differences. 1998; 25(2), 167-177.

Simchen S. „Emotionale Intelligenz“ bei Führungskräften: Ein Fähigkeitstest (MSCEIT) und seine Beziehung zu einem Selbstbeschreibungsverfahren (TMMS) und Arbeitsplatz bezogenen Kriterien. Diplomarbeit TU Chemnitz. 2005.

Steinmayr R, Schütz A, Hertel J & Schröder-Abé M. Mayer-Salovey-Caruso Test zur „Emotionale Intelligenz“ (MSCEIT). Deutschsprachige Adaptation des Mayer Salovey-Caruso Emotional Intelligence Test (MSCEIT) von Mayer JD, Salovey P und Caruso DR. Bern: Hans Huber. 2011.

Sternberg, RJ. Beyond IQ. A triarchic theory of human intelligence. New York: Cambridge University Press. 1985.

Olley AL, Malhi GS, Bachelor J, Cahill CM, Mitchell PB, Berk M. Executive functioning and theory of mind in euthymic bipolar disorder. Bipolar Disord. 2005;7 Suppl 5:43-52.

Tonelli HA. Cognitive 'Theory of Mind' processing in bipolar disorder. Rev Bras Psiquiatr. 2009 Dec;31(4):369-74.

Thorndike RK. Intelligence and Its Uses. Harper´s Magazine. 1920;140, 227-335.

Yurgelun-Todd DA, Gruber SA, Kanayama G, Killgore WD, Baird AA, Young AD. fMRI during affect discrimination in bipolar affective disorder. Bipolar Disord. 2000;2(3 Pt 2):237-48.

Van Rooy DL &Viswesvaran C. A meta-analytic investigation of predictive validity and nomological net. Journal of Vocational Behavior. 2004; 65(1), 71-95.

Venn HR, Gray JM, Montagne B, Murray LK, Michael Burt D, Frigerio E, et al. Perception of facial expressions of emotion in bipolar disorder. Bipolar Disord. 2004;6(4):286-93.

Vieta E, Colom F, Martinez-Aran A, Benabarre A& Gasto C. Personality disorders in bipolar II patients. Journal of Nervous and Mental Disease. 1999;187, 245-248.

Weissman MM, Leaf JP, Tischler GL, Blazer DG, Karno M, Bruce ML& Florio, LP. Affective disorders in the five United States communities. Psychological Medicine. 1998; 18, 141-153.

Werner H. The concept of development from a comparative and organismic point of view. In: Harris DB. (Ed.). The Concept of Development: An Issue in the Study of Human Behavior. Minneapolis: University of Minnesota Press.1957(pp. 125-148.).

Wolf F, Brüne M, Assion HJ. Theory of mind and neurocognitive functioning in patients with bipolar disorder. Bipolar Disord. 2010;12(6):657-66.

Woltersdorf, KKH. Alexithymie und „Emotionale Intelligenz“ bei Schizophrenie. Inaugural-Dissertation. Münster, 2007.